RECHERCHES

SUR LE

DÉBRIDEMENT DE L'ANGLE IRIDIEN

PAR LE

DOCTEUR LOUIS DUCLOS

AIDE DE CLINIQUE A LA CLINIQUE NATIONALE OPHTHALMOLOGIQUE DES QUINZE-VINGTS
ANCIEN EXTERNE DES HOPITAUX DE PARIS
ANCIEN INTERNE DE L'ASILE NATIONAL DE VINCENNES
ANCIEN PRÉPARATEUR A LA FACULTÉ DE MÉDECINE DE PARIS
MÉDAILLE DE BRONZE DE L'ASSISTANCE PUBLIQUE

PARIS
E. BERNARD & Cie, IMPRIMEURS-ÉDITEURS
53 ter, Quai des Grands-Augustins
1898

RECHERCHES

SUR LE

DÉBRIDEMENT DE L'ANGLE IRIDIEN

PARIS. — IMPRIMERIE E. BERNARD ET Cie
23, RUE DES GRANDS-AUGUSTINS, 23

RECHERCHES

SUR LE

DÉBRIDEMENT DE L'ANGLE IRIDIEN

PAR LE

DOCTEUR LOUIS DUCLOS

AIDE DE CLINIQUE A LA CLINIQUE NATIONALE OPHTHALMOLOGIQUE DES QUINZE-VINGTS
ANCIEN EXTERNE DES HOPITAUX DE PARIS
ANCIEN INTERNE DE L'ASILE NATIONAL DE VINCENNES
ANCIEN PRÉPARATEUR A LA FACULTÉ DE MÉDECINE DE PARIS
MÉDAILLE DE BRONZE DE L'ASSISTANCE PUBLIQUE

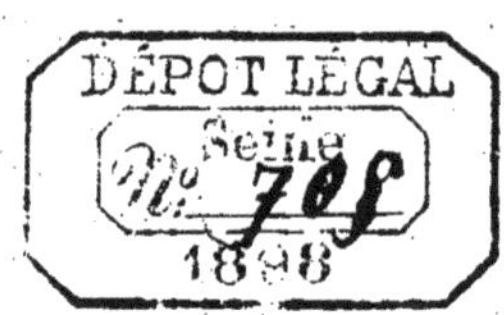

PARIS
E. BERNARD & Cie, IMPRIMEURS-ÉDITEURS
53 ter, Quai des Grands-Augustins

1898

A

MON PRÉSIDENT DE THÈSE

M. MATHIAS DUVAL

PROFESSEUR D'HISTOLOGIE A LA FACULTÉ DE MÉDECINE

MEMBRE DE L'ACADÉMIE

CHEVALIER DE LA LÉGION D'HONNEUR

AVANT-PROPOS

A la première page de ce travail, nous sommes honoré et heureux d'inscrire le nom du *Professeur Mathias Duval*, qui a bien voulu accepter la présidence de notre Thèse.

Nous avons été reçu dans le laboratoire de ce maître tant respecté et tant aimé avec une telle bienveillance que nous en conserverons toujours le meilleur souvenir. C'est sous sa haute direction et avec les conseils de *M. Retterer*, professeur agrégé, que nous avons fait, il y a cinq ans, nos premiers essais de pratique histologique ; nous n'avons pas négligé de réclamer une surveillance aussi précieuse, lorsque nous nous sommes décidé cette année à entreprendre des recherches anatomiques, pour démontrer les lésions produites par une nouvelle opération contre le glaucome, Si nous avons obtenu des résultats microscopiques précis, le mérite revient entièrement à l'enseignement fécond dont nous ne pouvions que profiter dans le laboratoire d'histologie de la Faculté.

Le sujet de notre travail a été inspiré par *M. Valude*, notre maître à la Clinique ophthalmologique de l'hospice des Quinze-Vingts ; nous le prions d'accepter l'assurance de notre affectueux dévouement, et espérons qu'il nous sera permis de profiter longtemps encore de de ses excellentes leçons.

Nous tenons à faire connaître également notre profonde reconnaissance à tous nos maîtres de la Faculté, des hôpitaux de Paris et de l'asile de Vincennes qui ont guidé nos premiers pas et se sont intéressés à nos études.

Comme ancien préparateur, nous garderons toujours fidèlement un pieux souvenir à l'éminent professeur *M. Baillon*.

Nous avons eu le grand avantage de faire nos exercices de dissection dans le laboratoire de M. le professeur agrégé *Poirier*; que notre ancien chef de travaux reçoive ici nos sentiments de gratitude pour la bienveillante sympathie qu'il a en plusieurs circonstances montrée à notre égard.

Dans les hôpitaux de Paris, nous avons eu tout d'abord la bonne fortune d'entrer dans le service du docteur *Bucquoy*, dont les savantes leçons et les conseils cliniques nous ont été si utiles. Comme externe, nous sommes resté treize mois près de M. le professeur agrégé *Polaillon*, auquel nous devons nos connaissances en gynécologie; nous avons pu admirer la précision de son diagnostic et son habileté opératoire. A l'hôpital Cochin, nous n'avons malheureusement pu profiter longtemps de l'excellent enseignement du regretté docteur *Dujardin-Beaumetz*. A l'hôpital de la Pitié, nous n'avons qu'à nous louer de la bienveillante sympathie que n'a cessé de nous prodiguer le docteur *Muselier*, et nous avons eu le privilège de rester un an l'externe de M. le professeur agrégé *Albert Robin*, qui nous a montré le rôle important de la chimie biologique dans la pathologie générale et la thérapeutique, Nous ne pouvions mieux choisir qu'en nous adressant au docteur *Brocq*, pour acquérir des notions précises sur les formes si variées qu'affectent les maladies de la peau.

M. le docteur *Porak* a bien voulu nous accueillir sur la recommandation de son ami le docteur Philippon, dans son beau service d'accouchement de la Charité; près de lui, nous avons appris à faire un examen méthodique des parturientes. Nous le remercions d'avoir bien voulu nous diriger lui-même dans les manœuvres obstetricales les plus délicates.

Que MM. les docteurs *Dalché, Mauclair, Michel* qui ont toujours porté une vive sollicitude à notre instruction agréent ici l'expression de notre gratitude bien sincère.

Que MM. les docteurs *Du Mesnil* et *Bloch*, médecins de l'Asile national de Vincennes, dont nous avons été l'interne pendant quinze mois, acceptent le témoignage de notre profonde reconnaissance pour leurs conseils judicieux et pour l'intérêt particulier qu'ils nous ont porté et nous portent encore en maintes circonstances.

Nous devons enfin des remerciements à tous ceux qui nous ont apporté leur bienveillant concours pour la confection de ce travail, à M. le docteur *Dubief*, chef du Laboratoire de l'hospice des Quinze-Vingts, qui nous a initié à la technique du Laboratoire propre à l'examen des yeux ; à M. le docteur *de Saint-Martin*, qui a eu l'obligeance de mettre son laboratoire et ses conseils à notre disposition pour l'exécution des photographies microscopiques contenues dans cette thèse ; à M. le docteur *Rochon-Duvigneaud*, qui a bien voulu nous donner son précieux contrôle dans l'examen de nos préparations.

Nous réservions cette dernière place au docteur *Garran de Balzan* pour l'assurer de la respectueuse affection que nous lui vouons en échange de toutes ses bontés pour nous.

INTRODUCTION

La question de la pathogénie du glaucome, tout en étant une des plus importantes pour l'oculiste, est en même temps une des moins élucidées; tout est peut-être à refaire sur ce sujet.

Malgré les travaux si intéressants qui ont été publiés sur le rôle de l'angle iridien et l'obstruction des voies de filtration de l'œil en cette région, il n'est pas certain que l'avenir ne fera pas connaître en même temps que la genèse réelle du glaucome, quel est le traitement véritablement rationnel de cette affection si grave.

L'iridectomie qui a été si heureusement appliquée par De Graefe au glaucome irritatif est une découverte empirique, encore qu'elle soit de toute importance, et son action reste incomplètement expliquée.

Il en est de même pour l'opération plus récente de la sclérotomie et principalement de l'opération dérivée qui consiste à inciser l'angle iridien, qu'on la dénomme avec M. de Wecker sclérotomie interne ou avec M. de Vincentiis, incision de l'angle iridien.

Les auteurs qui ont écrit sur la matière ont bien émis l'intention d'ouvrir, au moyen de cette opération, les voies de dégagement de l'angle iridien pour permettre ainsi la filtration des liquides intra-oculaires, mais il manque à ces études la démonstration anatomique prouvant la nécessité de ce dégagement pour la cure du glaucome et l'effet salutaire de l'opération.

Vouloir démontrer la première de ces deux propositions serait entrer dans l'étude de la pathogénie du glaucome et telle n'est pas notre prétention. Nous ne prétendons pas davantage, conséquemment, expliquer l'effet plus ou moins salutaire que peuvent avoir dans l'espèce la sclérotomie ou l'incision de l'angle.

Nous avons voulu simplement, étant donnée cette opération, en somme empirique, de la sclérotomie interne, puisqu'on ne connaît pas à fond la genèse du glaucome, savoir exactement ce qu'elle donnait au point de vue anatomique. Car cette opération déjà empirique au point de vue du but poursuivi, n'est pas moins incertaine dans le résultat obtenu puisqu'on opère à lame cachée et qu'il n'a jamais été fait chez l'homme d'examen anatomique systématique des yeux opérés.

Et c'est précisément et seulement ce que nous avons voulu faire. Représenter aux opérateurs, aux partisans de la sclérotomie ou de l'incision de l'angle iridien, les résultats anatomiques de leur intervention.

On a dit en effet que l'instrument tranchant dans la sclérotomie déchirait le tissu scléro-cornéen, débridait le canal de Schlemm, etc. ; nous avons voulu nous rendre compte des résultats fournis au lieu de rester dans le vague des suppositions.

A cet effet nous avons opéré seize yeux d'enfants, dans des conditions telles qu'ils n'avaient pas encore perdu leur tension ; six ont été débridés par l'instrument de Vincentiis ; six par l'aiguille du docteur Valude, quatre avec le couteau de De Graefe. Ces yeux, une fois opérés ont été fixés par l'immersion dans une solution de formol et découpés au microtome, pour la plupart en coupes sériées, depuis le point de contre-ponction jusqu'au point d'introduction de l'instrument.

Pour mieux nous rendre compte des résultats de l'incision, nous avons opéré des lapins vivants, et avons, immédiatement après le débridement, injecté dans la chambre antérieure une solution de bleu de Prusse sous faible pression. Les quatre yeux enucléés, après un temps variable, ont été inclus et découpés en série, et nous avons recherché quel trajet sur ces tissus opérés avait suivi la solution colorée.

Enfin, dans un glaucome subaigu secondaire, M. Valude tenta le débridement interne ; malgré son intervention, l'œil malade restant très douloureux, l'énucléation fut décidée trois semaines après.

Bien que le globe fut désagrégé et rempli de sang, nous avons fait des coupes microscopiques pour rechercher l'incision et nous renseigner, si possible, sur son action dans les échanges des liquides intra-oculaires tenus sous pression par le glaucome et ayant pu filtrer par le tissu sectionné.

En somme, ce sont vingt-et-un yeux ayant subi le débridement de l'angle iridien dont nous présentons les coupes microscopiques.

Les conclusions anatomiques que nous nous efforcerons d'en tirer porteront :

1° Sur les effets généraux anatomiques déterminés par le débridement de l'angle iridien.

2° Sur les effets spéciaux aux différents points de la ligne incisée :

3° Sur les effets spéciaux correspondant à l'emploi de chacun des trois instruments ;

4° Sur les conséquences de l'opération, relativement au mode de filtration des liquides,

Nous avons fait reproduire par la gravure les photographies microscopiques de quelques préparations, pour permettre au lecteur de suivre et de s'intéresser à nos observations.

Il nous paraît utile, avant d'aborder notre travail personnel, d'exposer brièvement l'anatomie de l'angle iridien telle que nous l'ont fait connaître de récents travaux, et de donner un aperçu sur les différentes opérations qui ont précédé la méthode du débridement de l'angle iridien.

PREMIÈRE PARTIE

LA FONCTION ET LES LÉSIONS DE L'ANGLE IRIDIEN

CHAPITRE PREMIER

Considérations sur l'anatomie et les fonctions de l'angle iridien.

Le nom d'angle iridien fut donné par Waldeyer. Cette expression, dans l'esprit de l'auteur, indiquait une région sans limites, un tissu résultant de la coalescence de deux membranes de l'œil, lieu même ou la coque fibreuse et l'uvée unies par le muscle accommodateur se séparent pour former la chambre antérieure. « L'angle aigu qui est « formé par le détachement de l'iris des parois oculaires, qui prend « une position frontale, angle placé entre l'iris et la jonction scléro- « cornéenne, représente une région particulièrement intéressante « que nous désignerons dorénavant, pour abréger, par angle iri- « dien. (1) »

Les auteurs allemands considèrent l'angle iridien comme une encoignure et comme un terrain limitrophe où s'adossent et où se mélangent les faisceaux et mailles constituant les organes voisins, muscle, corps ciliaire, base de l'iris et bord scléro-cornéen.

Si leur définition manque de netteté, ils n'en ont pas moins le mérite d'avoir fait une étude approfondie, tirant au clair ce fouillis de cellules, de fibres et d'interstices, ils ont vu les fibrilles qui s'échap-

(1) *Traité d'ophthalmologie* de De Wecker et Landolt, *Anatomie de la cornée et de la sclérotique*, par Waldeyer. — Tome II, page 69.

pent du muscle accommodateur, les prolongements qui partent de la base de l'iris pour se jeter dans le tissu caverneux de l'angle, ils ont systématisé les trabécules fibreuses qui doublent le canal de Schlemm, et cherché à découvrir dans les espaces lymphatiques, le trajet des canalicules lymphatiques.

Leurs recherches précises nous ont fait comprendre la transformation intime que subissent les enveloppes de l'œil pour constituer, tout en se fusionnant, un organe très utile au fonctionnement du globe, celui qui sert à l'excrétion des humeurs.

Aujourd'hui les faits restent, mais l'interprétation est différente. Si Schwalbe et Waldeyer ont fait une analyse complète des tissus de la région, les auteurs français avec Rochon-Duvigneaud (1) en ont fait la synthèse.

L'angle iridien possède maintenant sa place dans le développement des membranes : il a toujours mêmes parois, mêmes limites ; son contenu seul se modifie en passant à travers les êtres.

C'est cette nouvelle conception de l'angle iridien vérifiée par l'embryologie, que nous exposerons et admettrons dans ce travail.

L'angle iridien est le retrait que forme la chambre antérieure, en se glissant entre le corps ciliaire et la ligne de soudure sclero-cornéenne.

Extérieurement, son siège est marqué par le limbe, bande circulaire, peu transparente, que détermine la conjonctive bulbaire en recouvrant le bord circulaire de la cornée.

Pour le chirurgien, il est important de fixer sur le limbe la hauteur de l'angle, afin qu'il puisse, dans une sclérotomie ou une iridectomie, enfoncer la pointe exactement en avant de l'insertion de l'iris. Cette mesure varie sur les différents rayons du globe de l'œil; à partir de la ligne où la cornée perd sa transparence, jusqu'au fond de l'angle iridien, cette distance atteint à la partie supérieure du globe environ $2^{mm},25$, à la partie inférieure 2 millimètres, aux parties interne et

(1) Rochon-Duvigneaud : *Recherches sur l'angle de la chambre antérieure et le canal de Schlemm.* — Thèse inaugurale, Paris, 1892.
Et *Arch. d'ophthalmologie*, T. XII, p. 732, 1892 et T. XIII, p. 20 et 103, 1893.

externe $1^{mm},25$. Dans le glaucome, le limbe semblant empiéter sur la cornée, il faut dépasser ces chiffres, si l'on veut pénétrer, avec l'instrument, immédiatement sous la voute de l'angle iridien.

A quoi tiennent les différences de hauteur de l'angle dans les diamètres horizontal et vertical?

Elles sont dues au mode de fusion de la sclérotique avec la cornée. La circonférence de la cornée est taillée en biseau au dépens de ses couches superficielles et la sclérotique, pour former la ligne de soudure scléro-cornéenne, avance légèrement sur la face antérieure de la cornée. Or, cet empiétement est inégal; il est plus marqué en haut et en bas qu'aux extrémités du diamètre horizontal.

Le mode de constitution de l'angle ne peut bien s'observer que sur une coupe sagittale du globe. Une membrane vasculaire, le tractus uvéal, double la face intérieure de la coque fibreuse de l'œil; dans sa plus grande partie, elle n'est séparée que par un tissu cellulaire lâche, la lamina-fusca ; en avant de l'équateur, à partir de l'ora serrata elle abandonne le muscle ciliaire, qui, d'abord couché sur la face superficielle des procès, va se fixer à la sclérotique, un peu en arrière du pourtour de la cornée.

A partir de ce moment, le tractus uvéal se sépare de l'enveloppe fibreuse et descend verticalement à l'intérieur du globe pour former l'iris. C'est grâce à l'adhérence du muscle ciliaire, de quelques vaisseaux et fibres conjonctives plus ou moins chargées de pigments que l'iris est retenu à la sclérotique. En se séparant, les deux membranes vasculaire et fibreuse de l'œil ménagent circulairement un angle dièdre. A tout l'espace laissé entre l'iris et la cornée, on donne le nom de chambre antérieure ; au recessus réservé entre le tendon ciliaire en haut, le limbe en avant, les procès ciliaires en arrière, le nom d'angle iridien.

L'anatomie comparée, l'embryologie et l'anatomie microscopique préciseront ces limites.

L'angle iridien présente donc à étudier un sommet, deux parois, une aire.

La voûte est bien marquée par le bord inférieur du muscle de

2

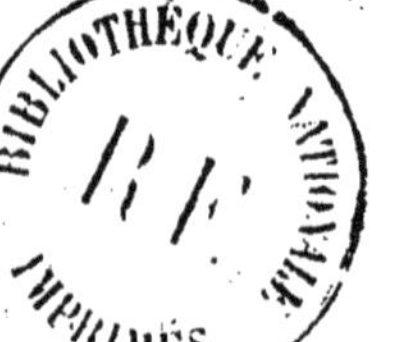

Brücke. Les fibres méridiennes du muscle insérées dans le chorion des procès ciliaires se dirigent en se condensant vers le limbe ; elles se jettent sur un fin tendon qui va fixer son insertion en arrière et au-dessus du canal de Schlemm. Le tendon ciliaire (*a*, fig. 1), seul, sépare donc l'angle iridien de l'espace celluleux supra-choroïdien ; qu'il soit

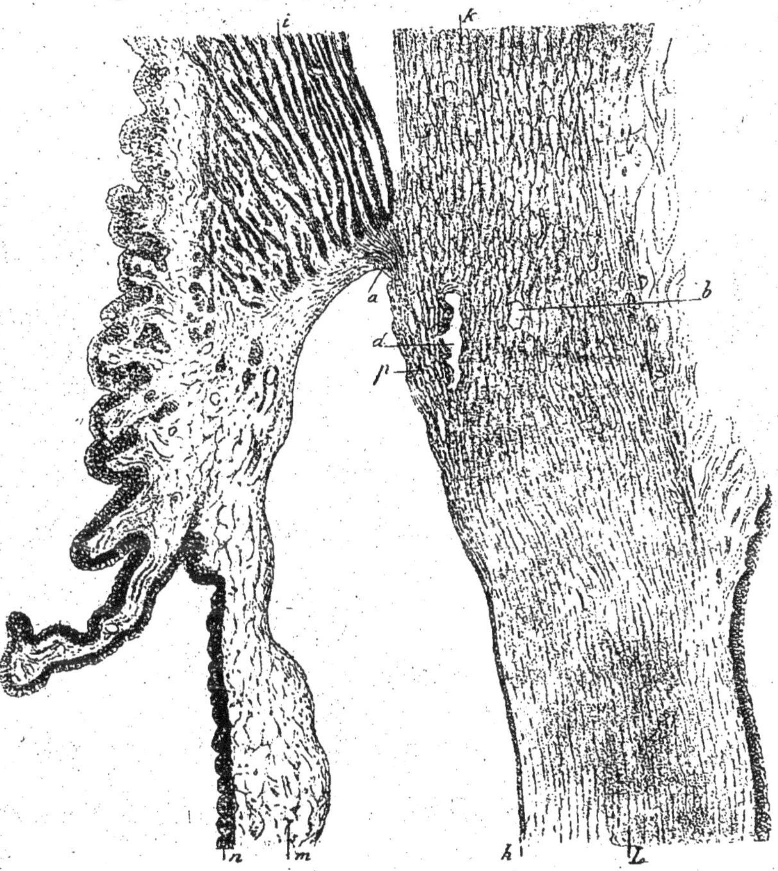

Fig. 1. — Angle de la chambre antérieure chez un sujet de 40 ans. — Grosseur 70 D. L'œil énucléé, pour une tumeur du nerf optique, a été placé dans le liquide de Müller additionné d'acide osmique, immédiatement après l'énucléation. — Inclusion dans la celloïdine. Picro-carminate.

a. Tendon du muscle ciliaire. — *b*. Une veinule intra-sclérale. — *d*. Le canal de Schlemm. *i*. Travées musculaires du muscle ciliaire. — *h*. Membrane de Descemet. — *k*. Sclérotique (faisceaux circulaires). — L. Cornée. — *p*. Système trabéculaire scléro-cornéen).
(D'après M. Rochon-Duvigneaud, *Arch. d'ophthal.*, 1892-1893).

rompu, les liquides de la chambre antérieure passeront dans le tissu lâche de la lamina-fusca.

La paroi antérieure est constituée par les faisceaux profondément modifiés de la cornée et de la sclérotique; les lames postérieures de la cornée et la lame basale de l'épithéliale de Descemet en abordant la région de l'angle, se divisent ou s'écartent et ménagent des espaces celluleux ou lymphatiques, pour se condenser plus loin et se continuer avec le tendon ciliaire, ou avec le tissu propre de la sclérotique. Les espaces celluleux forment le système lacunaire scléro-cornéen; les espaces vasculaires contiennent des artérioles, des veinules (*b*, fig. 1) et le canal de Schlemm. La paroi antérieure est donc constituée d'arrière en avant par le système trabéculaire scléro-cornéen (*p*, fig. 1), par le canal Schlemm (*d*, fig. 1), par le tissu propre du limbe.

La paroi postérieure de l'angle est fortement pigmentée; elle est formée par les procès ciliaires; elle part du bord inférieur du muscle ciliaire, très peu en arrière de la naissance du tendon, et se continue avec l'iris. La hauteur de cette paroi postérieure varie avec les individus, et encore plus dans la série animale, car chez quelques êtres on peut rencontrer des prolongements de l'uvée, prolongements qui sont la caractéristique de la zone ciliaire jusqu'au voisinage du bord pupillaire.

Sur la coupe méridienne de l'œil, l'aire de l'angle iridien est triangulaire; son sommet s'insinue entre le muscle et la face antérieure de la zone ciliaire; la cavité de l'angle, le plus souvent, est libre de tout lien et ne contient que de l'humeur aqueuse.

Il n'en est pas de même chez les quadrupèdes et chez l'embryon humain :

Chez le lapin par exemple, dont on trouvera des coupes d'yeux dans ce travail (fig. 18), on voit l'angle rempli de fines trabécules. Cet ensemble de fibres, Hueck l'a appelé ligament pectiné; aujourd'hui on le désigne sous le nom de système scléro-ciliaire et on conserve à ses mailles le nom de lacunes de Fontana. Parfois, tous ces espaces se confondent, comme dans l'angle iridien du cheval, par exemple, et on comprend que certains auteurs aient pu donner à cet unique interstice le nom de canal de Fontana. Ces arcades fibreuses ne dépassent pas l'angle iridien, dont la définition se précise : l'angle iridien est la partie de la chambre antérieure, qui contient ou qui contenait phylogénétiquement ou ontogénétiquement le système scléro-ciliaire; on en retrouve quelquefois chez l'homme les vestiges sous la forme de fibres pigmentées doublant la voûte de l'angle iridien.

Abordons l'étude histologique de la région.

Au sommet, les fibres du muscle ciliaire ont 50 à 75 μ de longueur; arrivées près de leur tendon, elles se disposent longitudinalement.

La paroi antérieure contient le système scléro-cornéen et le canal de Schlemm.

Le canal de Schlemm (*d*, fig. 1) siège entre le tissu compact propre du limbe et le système trabéculaire scléro-cornéen, qui le sépare de l'angle iridien; sur les coupes méridiennes du globe, il est généralement triangulaire, à base tournée vers la sclérotique; sa paroi montre des diverticules saillants dans les espaces intertrabéculaires du système scléro-cornéen et des brides qui rétrécissent par place son calibre; cet aspect irrégulier rappelle les sinus de la dure-mère, d'où le nom donné par M. Rochon-Duvigneaud de sinus scléral.

Le canal de Schlemm est bien isolé des tissus voisins par un réseau de fibrilles élastiques et une couche endothéliale à noyaux plus rapprochés sur la paroi postérieure; les veines ciliaires s'ouvrent dans sa face antérieure.

Le système scléro-cornéen est, sur les coupes méridiennes de l'œil, de forme triangulaire; la face antérieure est contiguë au canal de Schlemm; la face postérieure baigne dans l'humeur aqueuse. Les lamelles fibreuses qui le constituent, bien qu'anastomosées forment des plans superposés d'avant en arrière; ces couches de faisceaux s'écartent à la périphérie pour former la base du triangle et se continuent, en faible quantité avec le tendon ciliaire (c'est à l'amas de ces fibres que Schwalbe donne le nom d'anneau limitant postérieur) [1]

(1) *Untersuchungen über die Lymphbahnen der Augen und ihre Begrenzungen*, Max Schultzes. (*Arch. für microskop. Anatomie*). — Bd. VI, p. 1, p. 261.

et quant au reste, avec le tissu propre de la sclérotique; vers la cornée, ces tables fibrillaires se ramassent, forment le sommet du triangle, et, s'épaississant circulairement se continuent directement avec la membrane de Descemet. Le cordon fibreux qui termine en bas et circulairement le système scléro-cornéen est désigné par Schwalbe sous le nom d'anneau limitant antérieur (1); il trace sur la cornée la ligne de démarcation entre la région de l'angle iridien et la chambre antérieure.

Sur la paroi postérieure de l'angle, Fuchs a décrit des dépressions ou cryptes où manque l'épithelium irien; ces stomates de forme arrondie ou allongée, mesurent de 2/10 de μ à 8 μ, et s'ouvrent dans les fentes lymphatiques du stroma de l'iris.

Quant au ligament de Hueck (2), ou système cilio-cornéen, puisqu'il est rudimentaire chez l'homme, on n'en peut étudier la structure que chez les animaux et particulièrement chez le bœuf; ses trabécules (prolongements iridiens de Rollet et Ywanoff) (3), sont chargées de pigments, elles naissent dans les procès ciliaires par une base élargie, s'anastomosent dans leur trajet et s'amincissent pour se terminer sur l'anneau limitant antérieur de Schwalbe.

Chez l'homme, c'est à peine si l'on trouve quelques fibres pigmentées attachées aux procès; quelquefois, à l'extrême périphérie de l'iris, on voit partir un fil fin qui rejoint la circonférence de la membrane de Descemet. L'angle iridien est alors bien indiqué, il devient un triangle à aire libre ayant pour base le prolongement irien. Cette remarque fait penser que l'anneau antérieur de Schwalbe pourrait n'être qu'un épaississement, vestige de l'insertion des faisceaux du système de Hueck.

La surface de l'angle iridien n'est pas nue. La membrane de Descemet finit en arrivant au système scléro-cornéen, mais son épithélium se continue sur les trabécules; la forme des cellules seule diffère; polyédriques sur la membrane de Demours, ils s'allongent pour tapisser les lamelles du système scléro-cornéen et rejoignent

(2) Hueck, *Die Berwegung der Krystallinse.* — Dorpat 1839.

(3) Ywanoff und Rollet: *Begrenzungen zur Anatomie der Irisanheftung und der Annulus ciliaris* (*Arch. für Ophthalm*, Bd. XV, 1, 1869, p. 17 ff.).

ainsi à la voûte de l'angle la couche des épithéliums de la face antérieure de l'iris.

Toute la surface intérieure de l'angle est donc tapissée d'une couche endothéliale, sauf au niveau des stomates de Fuchs, sur le pourtour de l'iris.

Dans tous les tissus qui avoisinent l'angle iridien, se fait une circulation très abondante de sang et de lymphe.

Le grand cercle artériel de l'iris siège entre le muscle ciliaire et le tissu scléro-cornéen ; recevant le sang des ciliaires longues postérieures et des musculaires par les ciliaires courtes antérieures, il envoie des paquets de vaisseaux dans les procès, et de fins rameaux dans le muscle ciliaire et le limbe. Les veines suivent le même trajet : en arrière, elles se jettent dans le plexus choroïdien ; en avant du canal de Schlemm, elles forment le système veineux intra-scléral de Leber (1) et finalement, se jettent dans les veines ciliaires antérieures. Les veines forment tout autour de l'angle un réseau très riche, et l'on est frappé, sur les coupes microscopiques de cette région, par le nombre et le volume des orifices veineux.

La lymphe circule dans la membrane irido-choroïdienne, non par des canalicules tapissés d'endothéliums, mais seulement par des fentes du tissu conjonctif ; elle peut se déverser dans le système séreux de la lamina-fusca et de l'espace de Ténon, par l'intermédiaire des gaines lymphatiques, des vasa-vorticosa, et aussi dans la chambre antérieure par les stomates iriens de Fuchs.

Quant au canal de Schlemm, sauf dans les yeux glaucomateux, il est toujours vide de globules, bien que de nombreuses veinules s'échappent de sa face antérieure. Il s'ouvre dans le plexus veineux de Leber, sans en recevoir de sang. Schwalbe, Waldeyer, ont vainement cherché dans les vaisseaux qui sortent de sa paroi la pré-

(1) *Anatomische Untersuchungen über die Blutgefæsse des menschl. Auges* (*Denkschriften der Wiener Acad. Math. natw. Kl.*, Bol. XXIV, 1865). Dasselbe auch in *Arch. f. Ophthalmologie*. Bd. XI, Abth. 1, p. 1. — *Sur le système vasculaire de l'œil humain* (*Recueil des travaux de la Société médicale allemande*, Paris, 1865). — *Die Blutgefæsse des Augen in Strichers* (*Handbuch der Lehre von den Geweben*. p. 1049). — *Centralblatt f. die med. Wissensch.*, 1869, p. 872 (Plexus ciliaris).

sence de valvules pouvant expliquer l'impossibilité de la pénétration du sang dans le sinus scléral.

L'accord est fait sur la nature du canal de Schlemm. Pendant longtemps, Waldeyer [1], Schwalbe [2] l'ont regardé comme un sinus lymphatique. Avec Leber [3] et Rochon-Duvigneaud, on interprête ce canal comme un plexus veineux, analogue à un sinus de la dure-mère, opinion à laquelle Schwalbe, en 1887 [4] et Waldeyer [5] finissent par se rallier. Ceci nous amène à parler des fonctions de l'angle iridien. C'est là un sujet très controversé :

« Je considère, dit Leber, comme démontré que la chambre antérieure ne se trouve pas en communication directe avec les vaisseaux sanguins, mais que le liquide peut transfiltrer très facilement, et cela même sous une faible pression, dans les vaisseaux veineux près du bord scléral, et s'écoule par eux au dehors. »

Voilà l'opinion généralement admise. Les humeurs de l'œil sont sécrétées par le tractus uvéal et leur excès se déverse dans la circulation veineuse du limbe.

Mais quelles sont leurs voies de passage ?

Dans le glaucome où la tension oculaire est exagérée, ou l'excrétion des liquides est gênée, le sinus scléral est souvent engorgé de sang. La filtration de l'humeur aqueuse dans les veines paraît se faire par le canal de Schlemm.

Est-ce par l'intermédiaire de cet espace que normalement se font les échanges? A cette question, les réponses sont nombreuses et contradictoires; elles peuvent se résumer à deux opinions basées toutes deux sur des observations et expérimentations précises.

Voici les faits de la première :

Quand on injecte dans la chambre antérieure d'animaux une solution de bleu de Prusse sous une pression faible, de 20 à 30 milli-

(1) Waldeyer : *Græfe-Sæmisch.*, T. I, 1875.
(2) Schwalbe : *Arch. f. microskop. Anatomie*, VI, 1876.
(3) Leber : *Arch. de de Græfe* T. 41, p. 105.
(4) Schwalbe : *Traité des organes des sens*, 1887.
(5) Gutmann : *Arch. de de Græfe*, T. XLI, p. 28, 1895.

mètres de mercure, par exemple, pression qui représente celle de l'humeur aqueuse, on voit se colorer bientôt les veines ciliaires et sur les coupes microscopiques on retrouve le pigment bleu dans les veines sclérales et, en moindre quantité dans le canal de Schlemm ; disons en passant, qu'on décèle aussi la présence de matières colorantes entre les faisceaux du muscle ciliaire, dans le tissu supra-choroïdien et même dans le stroma des procès ciliaires. Voilà une expérience dont les résultats ont été vérifiés et confirmés par de nombreux anatomistes. Schwalbe en conclut que le canal de Schlemm s'ouvre dans l'angle iridien et dans le sinus veineux et qu'il est la voie de filtration normale de l'humeur aqueuse.

La deuxième opinion repose sur l'examen du canal de Schlemm de la poule ; ici ce canal est large et on peut facilement faire l'étude de sa paroi et faire dans sa cavité des injections colorées. La paroi est constituée d'une enveloppe propre de fibres élastiques et d'une couche endothéliale ; elle ne présente sur sa face postérieure aucune ouverture ; quand on pousse dans le canal une solution de bleu de Prusse, la masse bleue ne passe que dans les veines sclérales, et rien n'apparaît dans la chambre antérieure. M. Rochon-Duvigneaud en conclut que le canal de Schlemm ne présente aucune communication directe avec l'angle iridien, et que, si dans les expériences de Schwalbe, de Gutmann, les liquides colorés passent des milieux de l'œil dans le limbe, cette pénétration ne peut se faire qu'en brisant la paroi postérieure du sinus scléral.

Toutes ces considérations anatomiques résumées, l'angle iridien représente le système cilio-scléral des animaux et de l'embryon humain ; chez l'homme, il est limité en haut par le tendon et le bord inférieur du muscle ciliaire, en avant, par le réseau scléro-cornéen, en arrière, par les procès ciliaires, en bas, par la circonférence de la membrane de Descemet ; sa cavité libre de tout lien communique avec les lymphatiques par les stomates de l'iris et l'humeur aqueuse filtre dans les veines ciliaires à travers les mailles du tissu scléro-cornéen et par l'intermédiaire du canal de Schlemm sans qu'il y ait d'ouvertures visibles.

CHAPITRE II

L'Angle iridien dans le glaucome.

Les milieux de l'œil sont sans cesse modifiés par le passage d'un courant nutritif ayant sa source dans les vaisseaux artériels de la choroïde et ses voies de sortie dans les canaux lymphatiques et veineux.

Les mouvements liquides et leurs organes d'excrétion ont été bien étudiés dans les remarquables travaux dus à Leber [1], à Kniess [2], à Ulrich [3] et à Stilling [4].

La lymphe, issue des parois vasculaires de l'uvée, traverse la rétine, où elle dépose des éléments régénérateurs, et entre dans le vitré. Elle semble ensuite suivre deux trajets : la plus grande quantité se porte en avant, baigne l'iris, dont elle franchit les mailles, et se déverse dans la chambre antérieure. Elle se retire, comme nous le savons déjà, à la périphérie de cet espace, en filtrant à travers le tissu scléro-cornéen, dans les veines du limbe. Le reste des humeurs gagne de nouveau les tissus de la choroïde, pour se déverser dans le vaste réseau supra-choroïdien ; le liquide peut alors franchir la sclérotique en passant à travers les interstices de ses fibres, et plutôt en suivant l'espace intervaginal des gaines du nerf optique. Cette deuxième voie, admise par Stilling, est basée sur des expériences incomplètes et contestées. Cependant M. de Wecker [5] suppose que l'obstruction de ces derniers canaux peut donner lieu, par arrêt du courant nutritif, à des accidents qu'il désigne sous la dénomination de glaucome postérieur, et dont il fait le syndrome essentiel du glaucome chronique simple. L'entrave serait déterminée par

(1) Leber : *Studien über den Flüssigkeitswechsel im Auge* (*Arch. für Ophthalm* Bd. XIX, Abth. 2, 1873, p. 87.

(2) Kniess : *Zur Lehre von den Flüssigkeitsstrœmungen in lebenden Auge*, etc. (*Virchow's Arch.* Bd. LXV, p. 401. — *Ueber die Ernæhrung der Augen und die Abflusswege der intraoculären Flüssigkeiten.* (*Arch. für Augen und Ohrenheilkunde von Knapp und Moos*, nov. 1878).

(3) Ulrich : *Sur la nutrition de l'œil* (*Arch, de de Græfe*, 1880).

(4) Stilling : *Zur Theorie der Glaucoms* (*Arch. f. Ophthalm.*, T. XIV, 3, p. 259).

(5) De Wecker et Landolt : *Tr. d'Opht.*, t. II, p. 672.

la formation de produits de dégénérescence vitreuse envahissant l'enveloppe du nerf optique.

L'honneur revient à Kniess d'avoir bien fixé l'attention sur la fréquence des lésions de la base de l'iris et du bord cornéen dans toutes les autres formes de glaucome.

On n'a pu observer ces lésions que dans des yeux fortement dégénérés, pour lesquels l'énucléation était devenue la dernière ressource. Quelle que soit la forme de l'affection, primitive ou secondaire, aiguë ou chronique, l'angle iridien a presque toujours été trouvé obstrué. La même constatation a été faite dans l'hydrophthalmie.

Dans presque tous ces cas de glaucome, la base de l'iris, refoulée contre le limbe, ou unie à la cornée par des adhérences, empêchait toute filtration dans les tissus scléraux. L'angle était rempli de leucocytes, de cellules pigmentées, d'exsudats ; le canal de Schlemm était embarrassé de globules rouges, et les plexus veineux ciliaires, ainsi que les paquets vasculaires des procès, étaient dilatés et engorgés de sang ou sclérosés et rétrécis par place. L'atrophie avait aminci l'iris et le muscle accommodateur.

M. de Wecker (1) attribue souvent la fermeture de l'angle à l'empiètement des masses vitreuses nées au pourtour de la membrane de Descemet, MM. Manfredi et Kniess (2) à l'inflammation et à l'épaississement du tissu scléral.

Toutes ces lésions étaient plus marquées dans les parties supérieures de la chambre antérieure que dans les parties déclives.

L'obstruction de l'angle iridien étant trouvée si fréquente dans les yeux dégénérés par le glaucome, on pouvait lui supposer une part importante dans la marche des accidents.

Dans les formes secondaires, elle peut être la seule cause de l'augmentation de la tension oculaire ; dans les formes primitives, on est généralement d'accord pour reconnaître que l'arrêt de la filtration n'est complet qu'après plusieurs crises douloureuses. Si l'on discute encore

(1) De Wecker : *Glaucom und Augendrainage* (*Arch. f. Opht.*, XXII, 4, p. 209, 1876).
(2) Kniess : *Ueber Glaucom* (*Arch. f. Ophthalm.*, XXIII, 2, p. 62.

pour savoir si le point de départ des attaques siège dans une inflammation, dans une névrose ou dans une sténose vasculaire du tractus uvéal, il semble bien à tous, qu'une fois l'angle fermé, l'équilibre est rompu, et que l'hypersécrétion permanente des membranes tiendra toujours les enveloppes du globe sous une haute tension, source du déroulement rapide des symptômes douloureux et dégénératifs.

Dans le glaucome prodromique, les premiers signes sont à peine apparus sous l'augmentation de pression, qu'ils disparaissent si les voies d'excrétion sont libres. Les troubles de vision et mécaniques persistent et augmentent et le glaucome est définitivement établi, si la soupape de sûreté obstruée, ne laisse plus passer l'excès des liquides oculaires.

C'est alors qu'intervient l'action de l'iridectomie et des sclérotomies. L'iridectomie, en faisant une large brèche, d'un seul coup ramène la tension à la normale ; cette chute brusque, si elle calme la douleur et rassure le malade, est souvent préjudiciable aux rapports et à la nutrition des parties et membranes voisines de l'iris. Dans les yeux artério-scléreux, la détente brusque que donne l'iridectomie, provoque des hémorrhagies souvent fatales à la vitalité du globe ; en touchant à l'iris, on peut rompre la zonule et, sous l'écoulement rapide du liquide, le cristallin peut se luxer. Dans les glaucomes simples, où l'aire de la rétine sensible s'est lentement rétrécie, le choc de la dépression peut suffire à enlever le reste de la vision.

Voilà les complications que le chirurgien redoute en pratiquant une iridectomie, sur un œil très dur : après la cicatrisation de la plaie, lorsque l'opération a été conduite régulièrement, lorsque sans accidents la tension est redevenue normale, l'œil ne reprend pas sa première vision, il est atteint d'astigmatisme le plus souvent incorrigible. et le colobome laissé par la résection d'un lambeau d'iris cause des éblouissements pénibles.

Malgré ces nombreux inconvénients, l'iridectomie n'en reste pas moins la thérapeutique héroïque du glaucome irritatif. Mais pourquoi exciser toute la largeur de l'iris s'il suffit de dégager les voies de filtration pour ramener dans l'œil une tension normale ?

Déjà l'on avait constaté empiriquement de meilleurs résultats lorsque l'on portait l'incision en arrière, au voisinage des procès ciliaires. De Graefe conseillait de pratiquer une iridectomie aussi périphérique que possible, Bowman de tirailler sur la base de l'iris incisé. Plus tard c'est avec connaissance de cause et pour bien dégager l'angle iridien, sans commettre de grands délabrements que Pflueger [1] ne taille qu'une brèche dans la zone ciliaire.

Bien plus, dès 1867, on cherche un procédé opératoire permettant de débrider le tissu de filtration sans même toucher à l'iris. A cette époque, M. de Wecker écrit que « s'il était possible de faire près du « bord cornéen une large plaie sclérale sans qu'il en résultât un en- « clavement de l'iris, il abandonnerait tout à fait l'excision d'une « partie de cette membrane. »

(1) Pflueger : *Operazioni moderne del glaucome.* (*Arch. di ottalmologia,* april 94).

DEUXIÈME PARTIE

L'OPÉRATION DU DEBRIDEMENT DE L'ANGLE IRIDIEN

CHAPITRE PREMIER

Sclérotomies. — Opération de de Vincentiis et sclérotomie interne.

Avant d'assister aux transformations de la sclérotomie, proposée par M. de Wecker dès 1871 [1], comme devant remplacer l'iridectomie dans un grand nombre de cas de glaucome, disons que les paracentèses étaient recommandées dès 1830 par Mackenzie [2], et les ponctions sclérales mises en pratique par Desmarres, en 1847, pour combattre les accès du glaucome prodromique et du glaucome irritatif.

Nous voulons aussi noter les tentatives de Hancock [3], mises du reste à exécution par Blumstead [4], Heiberg (de Christiania), Vose

(1) Wecker : *Die Sclorotomie als Glaucomoperation* (*Klin. Monatsbl.*, p. 307).
La sclerotomia nella cura del glaucoma Lettera al prof. Quaglino (*Ann. di Ottalm.*, p. 392), 1871.

(2) Mackenzie : *On glaucome* (*Glascow med. Times*, août, et *Treatise on the diseases of the eye*, London, 1830).

(3) Hancock : *On the division of the ciliary muscle in glaucoma* (*Opht. Hosp. Rep* nº 12, p. 13, Lancet fev. et *Ann. d'ocul.*, t. XLIV, p. 47, 1861). — *Utilité de la section du muscle ciliaire* (*Méd. Times and Gaz*, 18 janvier 1862). — *De la section du muscle ciliaire* (Lancet, 12 mars, 14 avril, 12 avril 1864).

(4) Blumstead : *Glaucom*, section du muscle ciliaire d'après Hancock, succès (*Ann. méd, Times*, 14 avril 1861).

Solomon ([1]) et Serres (d'Alais) ([2]) et discutées par Knapp ([3]), Ricci ([4]), Rosebrugh ([5]). Nous rappellerons ces essais en parlant des résultats anatomiques obtenus par l'opération de M. de Vincentiis.

Hancock pousse la pointe d'un couteau à cataracte dans la partie inférieure et externe de la circonférence de la cornée et va à travers l'angle iridien désinsérer le muscle ciliaire. Heiberg (de Christiania) ([6]), à la même époque, se vantait de pouvoir sectionner les fibres circulaires sans les fibres radiées du muscle ciliaire en donnant, dans chaque cas, une direction particulière à son aiguille ; il exécutait la première opération dans le traitement de la myopie ; la deuxième pour combattre le glaucome et l'hydropisie de l'œil. Nous verrons sur nos préparations si l'on peut aussi aisément attaquer à lame cachée les divers faisceaux du muscle de Brücke.

Constatons cependant qu'à peine l'iridectomie était-elle découverte et étonnait le monde par ses merveilleux résultats, toute l'attention des oculistes se portait déjà vers la base de l'iris, vers le muscle accommodateur, en un mot, vers la région de l'angle iridien. C'est à cette même époque que les praticiens soulevaient les théories les plus diverses pour expliquer l'action de l'iridectomie et que les anatomistes étudiaient le mode de renouvellement des humeurs oculaires et recherchaient leurs voies d'excrétion.

A partir de ce moment, sous la vive impulsion de M. de Wecker, la sclérotomie simple prend une place marquée près de l'opération de De Graefe.

(1) Vosę Salomon : *De l'incision du muscle ciliaire*, etc. (*Méd. Times and gaz.*, 19 et 26 janvier, 9 février, 2 et 30 mars 1861). — *De la valeur de l'incision du muscle ciliaire* (*Méd. Times and gaz*,, 18 janvier 1862). — *Opérations pour diminuer la tension de l'œil*, Glaucom (*Brit. med. Journ.*, 23 janvier, 10 et 17 septembre 1864).

(2) Serres : *De la section du tenseur de la choroïde* (*Bull. de Thérap.* 30 nov. et *Gaz. des Hôp.*, nº 31, 1864).

(3) Knapp : *Ueber Hancocksche Glaucomoperation* (*Heidelk. Verhandl*, t. III, p. 155, 1864).

(4) Ricci : *Parallèle entre la section du muscle ciliaire et l'iridectomie dans le glaucome* (*Dubl. med. Journ.*, février, p. 62).

(5) Rosebrugh : *Iridectomie et section du muscle ciliaire dans le glaucome* (*Ann. méd. Times*, juillet 1864).

(6) Lettre du professeur Heiberg, *Tr. opht.* de Wecker et Landolt, t. II, 1886, p. 697).

Stellwag von Carion [1], le premier, obtient un succès dans un cas de glaucome chronique par une simple incision sclérale. Quaglino [2], en 1871, se sert d'un large couteau lancéolaire coudé : il enfonce la lame obliquement dans le limbe, jusqu'au tiers de sa longueur et la retirant, presse doucement sur l'iris pour faciliter l'écoulement de l'humeur aqueuse et éviter le prolapsus de l'iris. Si malgré cela l'iris sort de la plaie, l'auteur élargit l'ouverture avec les ciseaux et tente la réduction ; s'il n'y a pas de résultats, il resèque la hernie. Bader [3] et Spencer Watson [4] coupent le limbe sur une certaine longueur, sans fendre la conjonctive sus-jacente. Hoch [5] (de Vienne), fait sur le cercle scléro-cornéen, avec un couteau à arrêt, deux incisions opposées.

M. de Wecker [6] a heureusement fusionné les avantages de ces procédés dans une seule opération qui est restée classique.

Il fait à la chambre antérieure deux ouvertures, pour contrarier la sortie de la membrane iridienne, et ajoute le débridement intérieur du pont scléro-cornéen laissé entre les deux ponctions. Ce maître indique en outre les formes de l'affection dans lesquelles la sclérotomie a particulièrement de bons effets. Dans les glaucomes absolus, hémorrhagique et hydrophthalmique où l'iridectomie peut détruire ce qui reste de vision, par une détente trop brusque, on doit tenter la sclérotomie, quelquefois suivie de succès, avant de décider l'énucléation.

L'opération, d'après cet auteur, a ses plus beaux résultats dans la forme prodromique, pour éviter de nouvelles attaques ; dans la forme

(1) Stellwag : *Der intraoculare Druck und die Inervationsverhæltnisse der Iris.* Wien, 1868.

(2) *Se l'iridectomia sià indispensable per ottenere la guarizione della glaucoma* (*Ann. di Ottalm.*, p. 200), 1871.

(3) Bader : *Sclerotomy versus iridectomy* (*Opht. Hosp.*, Rep. VIII, p. 430, 1876).

(4) Spencer Watson : *A case of subacute glaucoma iridectomy*, result good (*Med. Times and gaz.*, 412, 1876).

(5) Hock : *Acht. Sclerotomien nach der von Wecker-Mauthnerschen Methode* (*Arch. für Augen und Ohrenheilk.*, p. 408). — *Der gegenwærtige Stand der Lehre von Glaucom* (*Wär Presse*, II, 6).

(6) Voir note 1, p. 27.

chronique simple où l'examen ophthalmologique a découvert une excavation marquée; dans les formes secondaires à une subluxation du cristallin ou à une choroïdite séreuse; dans les accès glaucomateux survenant à des yeux atteints d'irido-choroïdite sympathique.

Dans son opération très répandue par ses élèves, M. de Wecker se sert d'un couteau à cataracte très aminci.

Il provoque le rétrécissement complet de la pupille par des instillations répétées d'éserine, commencées dès la veille de l'opération (d'après Schweiger, on ne doit pas entreprendre la sclérotomie si l'éserine ne donne un myosis parfait); le blépharostat placé et la pince à mors fixant le globe, il pique le limbe « comme si l'on voulait former un lambeau de 2 millimètres de hauteur » à 1 millimètre en dehors de la limite transparente de la cornée; pénétrant dans la chambre antérieure, il exécute, si la chambre est réduite, une légère courbe à convexité antérieure et transfixe le point opposé du cercle scléro-cornéen; afin d'éviter tout excès de pression, il abandonne aussitôt la pince à fixer. L'humeur aqueuse ne s'est pas encore écoulée et l'iris ne peut se jeter au-devant du fil du couteau; il agrandit par de légers mouvements de scie les deux incisions latérales vers le haut comme s'il voulait tailler un lambeau scléro-cornéen, à sommet supérieur, et enfin, en retirant l'instrument, il incise avec la pointe la paroi interne du pont scléral. Cette retraite doit être lente et prudente, et les coups portés sur le limbe d'autant plus faibles que l'œil affecté est plus jeune. A mesure que le couteau sort de la chambre anterieure l'humeur aqueuse s'écoule au dehors; si l'écoulement est trop rapide, l'iris se plisse au-devant de la lame et le tranchant en enlève des parties, déterminant ainsi la formation de pupilles artificielles qui ne paraissent pas nuire dans la suite à la perception visuelle. L'instrument n'est retiré que lorsque tout le liquide de la chambre est sorti. Quelques gouttes de la solution d'éserine étant instillées dans l'œil, on fait un pansement compressif et le malade garde un repos de deux jours. La tension de l'œil disparait lentement, l'excès des liquides s'écoulant par le lieu de l'incision; que la tension persiste par hypersécrétion des membranes vasculaires du globe, la cicatrice se fait mal; ce n'est pas un tissu dense qui fermera les orifices de l'opération et remplacera les fibres détruites de la paroi interne du pont scléral intéressé, mais des mailles lâches, par où une excrétion continue maintiendra l'équilibre et préviendra les attaques glaucomateuses.

C'est là la théorie de la cicatrice filtrante invoquée par M. de Wecker, pour expliquer l'action de l'opération sur les suites de l'affection glaucomateuse.

Remarquons que le docteur de Wecker, le premier, insiste d'une façon toute particulière sur la nécessité d'inciser avec la pointe les arcades de la rigole de Fontana, bien qu'à cette époque, son intention n'était pas de rétablir la communication de la chambre antérieure avec le système lacunaire du limbe, c'est-à-dire d'ouvrir le tissu de filtration oblitéré, mais plutôt de remédier à l'obstruction de l'angle iridien en créant un tissu lâche permettant au liquide oculaire sécrété en excès de passer au dehors.

Et cependant, tout en affirmant que le bénéfice de son opération résulte de la formation d'une cicatrice filtrante s'ouvrant dans le tissu cellulaire sous-conjonctival, il insiste sur la nécessité de laisser libre l'angle iridien. « Ce qui enlève sensiblement à la section que « donne l'iridectomie son pouvoir curatif et fait que la sclérotomie « bien exécutée (sans adhérence iridienne) l'emporte, dans certains « cas, comme moyen de détente de l'œil, c'est que dans un très grand « nombre d'opérations, on laisse un moignon de l'iris qui s'attache, « adhère à la plaie et bouche la rigole de Fontana (1) et ailleurs. « Sans « qu'il soit question d'un enclavement, à proprement parler, ce qu'il « faut éviter avec un soin tout particulier, c'est l'établissement d'une « adhérence de l'iris avec l'encoignure de la chambre antérieure ». (2)

Néanmoins, la sclérotomie rencontre de nombreux partisans : Mauthner (3), Snellen, ont abondonné l'iridectomie. Elle a encore,

(1) De Wecker et Landolt : *Traité d'Ophthalmologie*, éd. 1886, t. II, p. 708.

(2) De Wecker : *Leçons de chirurgie oculaire*, p. 211, 1879.

(3) Mauthner : *Aphorismen zur Glaucomlehre* (*Arch. für Augen und Ohrenheilkunde*, t. VII, I. s. 165, 1878). — *Ueber Iridectomie u. slerotomie bei Glaucom* (*Wiener med. Wochenschrift*, nos 27-30), 1877.

cependant, bien des inconvénients : d'abord, elle prédispose aux staphylomes, et surtout le prolapsus de l'iris ne peut pas toujours être évité ou réduit. Dès lors, on est obligé d'avoir recours à sa section et à une opération mixte que Terson père avait indiqué, qu'Abadie (1) a désignée sous le nom de staphylotomie, que le professeur Panas (2) a appelée irido-sclérotomie et Nicati (3) sclériritomie, que Kniss (4) propose sous le nom de scléro-iritomie.

C'est alors, en 1894, que parurent les travaux du docteur de Vincentiis (5) et de son chef de clinique le docteur Taylor (6).

Le praticien de Naples, refusant de croire à la théorie de la cicatrice de filtration, néglige la section du limbe, et, s'appuyant sur l'importance de l'obstruction de l'angle iridien dans le développement du glaucome, ne fait qu'une piqûre à l'enveloppe fibreuse en portant son incision, uniquement, sur le tissu excréteur scléro-cornéen.

A son exemple, le docteur Rochon-Duvigneaud (7), propose pour éviter les staphylomes, de réduire dans la sclérotomie classique de M. de Wecker l'ouverture du limbe aux orifices de ponction et de contre-ponction, sans élargir les deux plaies sclérales en exécutant avec le couteau des mouvements de scie ; il désigne cette opération modifiée sous le nom de *sclérotomie réduite*. Cette transformation donne plus d'importance au débridement du pont scléro-cornéen et augmente son étendue.

(1) Traitement du staphylome partiel et progressif; staphylotomie (*Ann. d'ocul.*, t. XCIII, page 3).

(2) L'irido-sclérotomie (*Arch. d'opht.*, 1884, p. 481).

(3) La sclérotomie et ses indications (*Bull. et mém. de la Société française d'ophthalm.* 1892, p. 278).

(4) *Compte rendu* du Congrès d'Heidelberg, p. 168. — *Sclerotomie simple et combinée*, par de Wecker (*Ann. oculistique*, 1894).

(5) De Vincentiis : *Sur la soi-disant sclérotomie interne* (*Lavori d. Clin. ocul. d. r. Univ. di Napoli*, 1894, 227-235). — *Revue générale d'Ophthalmologie*, Paris, 1895, oct. 31, p. 446-448.

(6) Taylor : *Sull' incisione del tessuto dell' angolo irideo*, Atti d. XI, Cong. médic. internat., Roma, 1894. — *Centralblatt für Augenheilkunde von Hirschberg*, Leipzig, 1891. — Note préventive (*Ann. d'Ophthalmologie*, vol. XX).

(7) Rochon-Duvigneaud (*Gaz. des hôp.*, 22 juin 1895).

Enfin le docteur de Wecker (1) ayant vu opérer le docteur de Vincentiis apporte, dès son retour d'Italie, une dernière modification à sa méthode, il supprime la contre-ponction et incise toute la face profonde de l'arc scléro-cornéen, laissée au-dessus de son couteau enfoncé horizontalement dans le limbe (*sclérotomie interne* du docteur de Wecker.)

Pour rendre l'ouverture unique très étroite, le docteur de Vincentiis se servait d'une fine aiguille (fig. 2) dont l'extrémité est munie d'un tranchant. M. Valude adopte l'aiguille du professeur de Naples en changeant sa courbure pour la rendre plus facile à manier (fig. 3). Le docteur de Wecker conserve son fin couteau à cataracte.

Sous le nom général de *débridement de l'angle iridien* nous allons étudier maintenant l'opération consistant à ne faire qu'une ouverture au limbe, et à inciser un certain arc de l'angle, soit avec un couteau De Graefe (sclérotomie interne du docteur de Wecker) soit avec les aiguilles spéciales du docteur de Vincentiis (incision del tessuto dell' angolo irideo) et du docteur Valude.

CHAPITRE II

Opération du débridement de l'angle iridien.

Instruments. — Pour exécuter cette opération, chaque chirurgien donne la préférence à l'instrument qu'il a l'habitude de manier ; il réussit là où avec des instruments de meilleure construction il n'obtiendrait que de mauvais résultats.

(1) *Sclérotomie interne* (*Ann. d'oculistique,* CXIV, 95 à 109, 1895, Paris. — *Ann. d'ocul.*, N. Y., 1895, 103-117).

Dans le débridement de l'angle iridien, les trois instruments usités ne paraissent pas agir de la même façon et les aiguilles de M. de Vincentiis et de M. Valude sont plus faciles à conduire pour des mains inexpérimentées.

Pour faire la sclérotomie interne, M. de Wecker a conservé le fin couteau de De Graefe, à lame usée et étroite, dont il s'est presque toujours servi pour exécuter la sclérotomie classique à double ouverture.

Nous allons décrire la forme des aiguilles adoptées spécialement pour cette intervention.

L'aiguille de de Vincentiis, munie d'un long manche, est essentiellement constituée d'une fine tige d'acier terminée par une petite faux coupante ; la tige longue de 20 à 22 millimètres est cylindrique à sa base, aplatie vers son extrémité dont les faces se confondent avec celles de la petite faux : ce changement de forme, se fait insensiblement dans la longueur, l'épaisseur diminuant progressivement en arrivant vers la pointe. Cette tige tronconique est courbée. La faucille

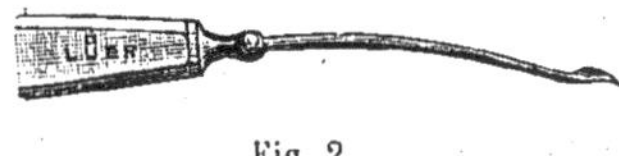

Fig. 2

de l'extrémité longue de 3 millimètres est très mince ; elle est coupante sur un côté, celui qui correspond à la convexité de la longueur de la tige ; elle se termine par une pointe bien affilée dans l'axe même de l'instrument. Les dimensions ont été prises telles par le construc-

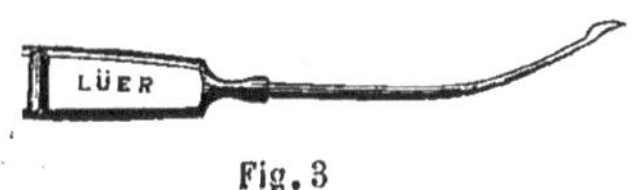

Fig. 3

teur, que le trou fait par la pointe dans le limbe et que la faucille aura franchi, sera exactement fermé lorsqu'il sera occupé par la tige. Pendant le passage de l'instrument et le travail de la pointe, aucune goutte de l'humeur aqueuse ne pourra s'écouler au dehors.

L'aiguille du docteur Valude, construite de la même manière, quant aux dimensions et au changement de forme dans la longueur, est munie d'une tige plus fortement courbée ; l'extrémité est taillée plutôt en fer de lance qu'en faucille et son tranchant correspond au côté concave de la tige. Cet instrument paraît plutôt construit pour détruire par la pointe que pour couper par son bord affilé ; il possède les mêmes avantages que l'aiguille de M. de Vincentiis pour empêcher l'écoulement de l'humeur aqueuse pendant le débridement. L'idée qui a conduit M. Valude à modifier l'instrument de M. de Vincentiis est de rendre cette aiguille plus maniable pour l'exécution d'une incision portant sur la demi-circonférence de la chambre antérieure. Avec la courbure de l'instrument italien, convexe en avant, du côté du tranchant, l'exécution de cette incision est difficile à accomplir sans reprise; avec la courbure concave en avant, l'instrument est mieux en main et l'incision s'exécute d'un seul coup et rapidement.

Pour pratiquer l'opération, outre le couteau de De Graefe, ou l'une des aiguilles, un blépharostat est utile et une pince à mors pour fixer le globe est nécessaire. Possédant ces instruments, nous allons décrire la manière d'agir pour débrider l'angle avec le couteau ou avec l'aiguille.

Opération du docteur de Vincentiis.

Le docteur Taylor, dans une note préventive envoyée au *Centralblatt* de Hirchberg (1) et dans une publication faite à Rome, au onzième congrès médical internationnal, a indiqué les différents temps de l'opération pratiquée par son maitre, le docteur de Vincentiis.

L'œil malade est éseriné les jours qui précèdent l'opération et immédiatement avant l'intervention. Il faut se rappeler que dans le glaucome l'œil subit d'autant moins facilement l'action de l'ésérine, que les phénomènes inflammatoires sont plus accusés. Si le sujet est émotif, on instille quelques gouttes d'une solution de cocaïne pour diminuer la sensibilité du limbe. Enfin on désinfecte les culs-de-sac de la conjonctive avec une solution antiseptique.

(1) *Centralblatt für praktische Augenheilkunde* von Hirschberg, 1891 : *Ueber Einschneidung des Iriswinkels,* p. 179-219.

Le patient étant placé sur un lit, la tête étant fixée, on maintient écartées les paupières avec les branches d'un blépharostat. Le globe oculaire est saillant et prêt à être opéré. On prend la conjonctive avec les mors d'une pince à griffes, le plus près possible du bord de la cornée et dans un point opposé à celui où l'on va introduire l'instrument ; on tient ainsi l'œil en respect et on peut le déplacer aisément pour présenter la région intéressante à l'aiguille. Le docteur Taylor recommande de débrider le demi-cercle supérieur à l'œil droit, le demi-cercle inférieur à l'œil gauche ; cette indication est donnée pour mettre à l'aise l'opérateur. Rappelons cependant que, dans le glaucome, les parties supérieures de la rigole circulaire sont plus embarrassées que la zone déclive, et qu'avec l'habitude, la main peut diriger la pointe, avec autant de sûreté, en haut qu'en bas dans l'œil gauche.

L'œil bien fixé, on pique l'une des extrémités du diamètre horizontal avec l'aiguille de de Vincentiis à 1^{mm} 1/2 en arrière du bord transparent; doucement on introduit l'instrument en suivant la face profonde de la cornée ; l'œil étant éseriné et la pupille réduite, on risque peu de toucher la surface du cristallin.

La pointe, dans les yeux à chambre fortement réduite, peut soulever un pli de l'iris; en revenant en arrière, on finit par atteindre la paroi opposée. L'aiguille se fixe sous le limbe, piquant la paroi intérieure de l'angle iridien. A ce moment, on tourne légèrement l'axe de l'instrument, de telle façon que le tranchant se trouve en haut et en avant, vers la sclérotique. Décrivant alors un demi-cercle en prenant l'orifice d'entrée comme pivot, on porte lentement la pointe sous le limbe, débridant le tissu scléro-cornéen. Insensiblement la tige, dans son mouvement de rotation, se retire. Dès que la faucille, travaillant dans l'angle iridien, approche du point d'entrée, on ne coupe plus, on redresse le manche et on fait sortir entièrement la tige de la chambre antérieure, en prenant bien garde de ne pas agrandir l'ouverture. L'opération a été bien menée lorsque,

(1) Atti. d. XI, Congrès méd. intern., 1894, Roma. — 1895, VI, *Oftal.*, 48.

pendant toute la manœuvre de l'instrument, aucune goutte de l'humeur aqueuse n'a passé au dehors. La pointe sortie, on voit sourdre le liquide au point de ponction.

En employant l'aiguille du docteur Valude, on doit suivre la même conduite ; mais ici, on agit moins avec le fil de la faux qu'avec la pointe et, durant le trajet, les doigts sentent les fibres du tissu scléro-cornéen céder avec de petits craquements.

Débridement avec le couteau de De Graefe
(Sclérotomie interne.)

De l'avis de M. de Wecker, l'instrument du modèle de de Vincentiis est préférable, lorsqu'on opère des yeux glaucomateux à chambre antérieure étroite. Avec le couteau de De Graefe, on n'obtiendra de bons résultats qu'en évitant toute perte de liquide pendant le travail de la pointe. Or il est difficile, à moins d'avoir la légèreté de main de M. de Wecker de manier le couteau à cataracte sans risquer de blesser iris, procès ciliaires et cornée. Avant de commencer l'opération, les mêmes soins (éserine, fixation du globe) sont pris que dans l'opération de de Vincentiis. La pointe est introduite à 1 millimètre en arrière du bord de la cornée, dans la région externe du globe, et est poussée jusqu'au point opposé du limbe ; une fois reposée, elle tourne vers l'un des pôles, supérieur ou inférieur, pour débrider le tissu de filtration. L'orifice d'entrée est le centre de ce mouvement tournant ; c'est là que doit porter toute l'attention. L'instrument entré, doit, pendant toute la manœuvre, fermer étroitement l'ouverture. Si l'on ne prend pas de précaution, la pointe tournant, le tranchant du couteau agrandit la plaie de pénétration, l'humeur s'écoule et l'iris se plisse au-devant du couteau. Alors, si l'on continue la manœuvre, on enlève des portions de l'uvée ; si l'on rebrousse chemin la chambre antérieure se vide complètement et désormais il devient impossible d'achever l'opération.

Pour éviter pareil accident, il est de toute nécessité de bien veiller, au moment où l'on abaisse le manche du couteau de De Graefe pour débrider le tissu cornéen avec la pointe et lorsqu'on exécute le mouvement de retraite pour inciser les dernières parties du demi-cercle de l'angle iridien, à n'appuyer et à ne faire glisser sur les lèvres de l'ouverture que le côté mousse de la lame. Ces soins ne sont pas les seuls à prendre. Même lorsqu'on n'agrandit pas l'orifice d'entrée et que la chambre reste remplie de liquide, pendant que le couteau exécute son mouvement, on peut si l'on n'est pas prudent, déterminer d'autres dégâts. Si la pointe en parcourant le demi-cercle du limbe appuie trop en arrière, elle arrache les procès, détache l'iris et cause une hémorrhagie ; d'autre part, si la pointe appuie trop fortement contre la sclérotique, elle risque de fendre la paroi. Aussi doit-on tenir le couteau le fil regardant très légèrement en avant pour éviter de blesser la base de l'iris, et presser pour inciser le tissu scléro-cornéen avec d'autant plus de douceur qu'on opère des yeux jeunes à coque fibreuse mince.

Au voisinage de l'orifice, le couteau cesse toute pression sur le limbe ; il vaut mieux ne pas achever le débridement que risquer de faire passer le fil sur l'angle correspondant de la fente.

En somme le couteau de De Graefe rend les mêmes services que les aiguilles spéciales, mais seulement dans des mains bien exercées.

CHAPITRE III

Résultats cliniques du débridement de l'angle iridien.

Ils reposent sur soixante-deux opérations faites par MM. de Vincentiis et Taylor (1) et relatées en mars 1896, dans les *Annales* de la clinique ophthalmologique de Naples, sur quinze opérations pratiquées par Sgrosso (2) et communiquées en 1895 à la Société ophthalmologique

(1) *Lavori della clinica oculistica dell. R. Università di Napoli,* vol. IV, 1896, page 236.

(2) Idem, page 197.

de Venise, enfin sur six observations prises aux Quinze-Vingts, dans le service de notre maître le docteur Valude.

Observations de la clinique du docteur de Vincentiis. — Dans les soixante-deux cas mentionnés, les conséquences ont généralement été favorables; peu de temps après l'opération, on a pu noter une diminution de la tension, un élargissement du champ sensible, un relèvement de l'acuité visuelle et une cessation des attaques douloureuses. La guérison était encore maintenue trois ans après l'intervention, chez la plupart de ces malades, dans une moyenne de 50 %; des récidives ont été observées dans un cinquième des cas et traitées par un deuxième débridement ou par l'iridectomie. Taylor a noté deux échecs; chez un malade atteint de buphthmalmie, l'instrument étant défectueux, une évacuation brusque de la chambre antérieure a produit une irruption de sang dans le globe et a nécessité l'énucléation dès le lendemain. Le deuxième malade était atteint de glaucome irritatif chronique, avec rétrécissement considérable du champ visuel; malgré l'opération, la vision a continué de baisser; une iridectomie pratiquée ne put arrêter l'évolution des symptômes qui se termina par une cécité complète. Enfin dans quatre cas le débridement n'eût aucun effet.

Voici les différentes formes de glaucome dans lesquelles de Vincentiis et Taylor sont intervenus, trois glaucomes prodromiques, trois glaucomes aigus, dix-huit glaucomes irritatifs chroniques, vingt-sept glaucomes chroniques simples, cinq glaucomes hémorrhagiques ou avec hémorrhagie, deux buphthalmies, quatre glaucomes secondaires, l'un à la suite de la fermeture d'une fistule de la cornée, l'autre à la suite d'une occlusion de la pupille, deux consécutifs à une irido-choroïdite séreuse. Un beau succès a été obtenu dans les deux glaucomes secondaires à la fermeture d'une fistule cornéenne et à l'occlusion pupillaire; dans ce dernier cas, même une iridectomie faite précédemment n'avait été suivie d'aucun effet. D'une façon générale, on a vu les formes prodromiques, irritatives chroniques et chroniques simples s'améliorer rapidement, les jours qui suivirent le débridement. Dans les autres cas, les résultats ont été controversés.

Observations de la clinique de Sgrosso. — Elles portent sur quinze opérations; onze ont été faites sur des yeux atteints de glaucome chronique simple, dont un avait debuté par des attaques prodromiques; deux sur des yeux hydrophthalmiques dont un présentait un état granuleux de la cornée et d'autres signes irritatifs ; deux sur des yeux affligés de glaucome irritatif chronique.

On n'eût à déplorer dans tous ces cas aucune complication funeste. Les résultats favorables se sont généralement maintenus; il n'y eut qu'une récidive : l'œil opéré pour un glaucome chronique simple, fut de nouveau pris par la maladie après sept mois de guérison apparente et affecta cette fois la forme irritative chronique.

Dans tous les cas, sauf dans un œil qui se trouvait, au moment de l'intervention, en puissance dégénérative, la tension descendit à la normale dans les vingt-quatre ou quarante-huit heures. L'excavation papillaire disparut complètement dans un œil, où, il est vrai, le glaucome chronique avait eu une évolution rapide; elle s'effaça complètement dans un œil atteint de glaucome récent.

L'auteur de la communication a surtout porté son attention sur les modifications du champ visuel après le débridement; il a, la plupart du temps, noté une reprise de la sensibilité de la rétine à la périphérie de la zone retrécie.

Observations des Quinze-Vingts (clinique du docteur Valude). — Six yeux ont été opérés par le débridement de l'angle iridien : cinq étaient atteints de glaucome chronique simple, un d'hydrophtalme. Dans un cas, l'aiguille a désinséré les procès ciliaires ; dans un autre le couteau de De Graefe a éraillé l'iris en trois points. Dans la première observation, le glaucome chronique datait de trois ans ; l'excavation était profonde et la pupille déjà blanche ; le résultat fut nul ; le malade revenant à la clinique huit mois après, loin d'accuser une amélioration, avait perdu la perception lumineuse. Dans deux cas de glaucome chronique, l'acuité visuelle s'est relevée les jours qui suivirent l'opération ; la première de un trentième, a été portée à un dixième ; la seconde de un quinzième est remontée à un sixième. Les malades n'étant pas revenus, on ne peut savoir si le mieux s'est maintenu.

Dans les troisième et quatrième observations, la vision, moins distincte immédiatement après l'intervention, s'est avantageusement modifiée avec les mois ; aujourd'hui l'acuité visuelle chez l'un est de un tiers, chez l'autre de un sixième.

Le dernier cas porte sur une hydrophthalmie. C'est un enfant de neuf mois dont l'œil n'a fait qu'augmenter de volume à partir du quatrième mois ; quand il vint à la clinique, les vaisseaux épiscléraux étaient injectés, la cornée infiltrée et plus nébuleuse au centre ; un traitement au sirop de phosphate de chaux et à la pilocarpine éclaircit la pupille et amena une certaine diminution dans le volume de l'œil. A l'âge de quinze mois, l'enfant est de nouveau amené à la clinique ; l'œil est encore gros. Opération de de Vincentiis. La teinte porcelainique de la cornée s'efface, et le volume du globe diminue. A l'âge de dix-huit mois, deuxième débridement, cette fois en bas, avec le couteau de De Graefe ; aucun changement. Un mois après, nouvelle opération avec l'aiguille du docteur Valude ; débridement dans le demi-cercle supérieur de la chambre. La vue s'améliore et l'œil diminue de volume. Depuis un mois, la régression s'est arrêtée ; on prescrit des instillations de pilocarpine et un traitement au glycéro-phosphate de chaux.

CHAPITRE IV

Indications du debridement de l'angle iridien.

Elles ne peuvent être qu'incomplètes et provisoires, l'opération n'étant connue que depuis quelques années et le nombre des observations publiées étant trop restreint. Ce sont surtout les renseignements fournis par les oculistes italiens, qui nous permettront d'avancer un aperçu.

L'opération bien menée présente une grande innocuité. Comme lésion; une piqûre, et encore se trouve-t-elle dans la cornée; comme champ d'action : la moitié du cercle du tissu de filtration.

Les avantages découlent de ce qu'on ne fait qu'une ouverture unique et étroite, que l'humeur aqueuse reste dans la chambre antérieure pendant le débridement, qu'après l'opération les liquides s'écoulent lentement et que la pression s'abaisse d'une façon insensible.

L'orifice étant fermé par la lame, l'humeur aqueuse ne peut s'échapper et maintient suffisamment l'iris écarté de la cornée, pour permettre d'introduire l'intrument jusque dans l'angle et de rompre les adhérences. Si les résultats constatés quelques jours après sont insuffisants, on a encore la ressource de débrider le demi-cercle opposé. En retirant l'instrument, pas de prolapsus de l'iris possible, pas d'enclavement à craindre dans l'orifice qu'aura fait la pénétration de l'aiguille. La tension diminuant doucement, on n'aura pas ici, encore moins que dans la sclérotomie classique de M. de Wecker, a redouter des hémorrhagies dans les yeux à vaisseaux dégénérés, ni à apprehender des luxations du cristallin par rupture de la zonule, comme on en observe dans l'iridectomie.

La guérison du glaucome aigu reste la tâche de l'iridectomie. « Dans le glaucome aigu et non hémorrhagique, l'iridectomie est sûrement et définitivement curative » dit M. de Wecker; c'est aussi l'avis du professeur Panas. On ne saurait, lorsque les accidents se précipitent et menacent la vie d'un œil, conseiller une autre opération que celle de De Graefe, dont les excellents résultats sont affirmés par les ophthalmologistes les plus éminents.

Cependant lorsque la tension du globe est trop élevée, M. de Wecker (1) conseille, pour éviter tout enclavement de l'iris de faire précéder l'opération de De Graefe d'une sclérotomie, dont les plaies se ferment généralement sans adhérence du tractus uvéal. On aura

(1) De Wecker et Landolt : *Traité d'ophthalmologie,* 1886, pages 709 et 712.

moins encore à redouter la production d'une cicatrice cystoïde au niveau du trou si étroit que font dans le limbe les aiguilles spéciales.

Le débridement à meilleur titre que la sclérotomie classique peut servir *d'opération préparatoire*, *d'auxiliaire de l'iridectomie* dans certaines formes de glaucome.

Dans le *glaucome prodromique*, lorsque les myotiques semblent avoir épuisé leur action, avant d'ouvrir largement la chambre antérieure et de faire une brèche dans l'iris, on peut toujours tenter d'arrêter la répétition des accès douloureux par une opération qui, bien menée, ne laisse derrière elle qu'une simple piqûre du limbe. Si cet essai est suivi de succès, on aura évité un cololome de l'iris et la gêne de la vision qui en résulte, sans compter qu'on peut toujours craindre de voir s'établir une cicatrice cystoïde après l'iridectomie la mieux faite.

D'après la statistique de Taylor, les observations prises par Sgrosso, l'opération du Dr de Vincentiis relèverait rapidement l'acuité visuelle et arrêterait le rétrécissement du champ visuel dans le *glaucome irritatif chronique* et dans le *glaucome chronique simple;* M. Sgrosso [1] va jusqu'à dire que dans un cas de glaucome chronique simple, il a vu l'opération suivie d'une disparition de l'excavation papillaire.

D'après De Graefe, lui-même, l'iridectomie a peu d'action sur le glaucome irritatif chronique, et M. Panas, parlant de l'iridectomie, écrit que « les insuccès sont la règle dans la forme chronique simple. » Bien plus on accuse l'opération de De Graefe d'enlever souvent le reste de la vision « lorsque le rétrécissement du champ visuel est trop approché du point de fixation. »

Il semble donc qu'on ne peut que retirer des bénéfices en pratiquant la sclérotomie et, de préférence, le débridement de l'angle, opération qui ne laisse derrière elle qu'une plaie insignifiante.

Dans les *formes hémorrhagiques* du glaucome, l'arrachement d'un lambeau d'iris expose aux effusions sanguines, au décollement de la rétine et de la choroïde, à la sortie subite du vitré. Le débridement

(1) *Compte rendu* de la 14e session de la Société italienne d'Ophthalmologie du 26 au 29 avril 1895. — *Annales d'oculistique*, CXIV, p. 291.

donne une dépression lente, on peut toujours en tenter la chance, avant de se décider à faire l'énucléation, qui reste la ressource ultime, pour faire cesser les douleurs violentes.

Reste l'*hydrophtalmie*. — Ici l'iridectomie est reconnue difficile et n'être pas suivie d'amélioration. Les toniques, la pilocarpine et les compressions chaudes font peut être disparaître l'infiltration cornéenne, mais ne parviennent pas à réduire le globe.

Nous ne pourrions mieux faire que reproduire ce qu'a écrit M. de Wecker à ce sujet « Dans le glaucome infantile ou buphtalmie, il y a tout avantage à restreindre à un minimum l'ouverture à pratiquer au globe oculaire, surtout chez les très jeunes enfants. Il y bien aussi dans ces cas un autre écueil à éviter, c'est de ne pas inciser trop profondément la sclérotique très amincie chez de pareils sujets, afin de ne pas s'exposer à des hémorrhagies intra-oculaires abondantes qui souvent, il est vrai, se produisent même spontanément et amènent la destruction de l'organe. Ainsi M. Taylor rapporte un cas d'opération de buphtalmie par M. de Vincentiis où une hémorrhagie intra-oculaire abondante engagea notre confrère à procéder, dès le lendemain (il giorno seguente), à l'énucléation. J'ai eu aussi un cas semblable, mais l'évacuation très facile du sang, faite six jours après, m'a donné un excellent résultat. Il est donc utile de faire une incision d'autant plus modérée que le sujet est plus jeune; en outre, on fera porter l'incision, en répétant l'opération, sur toute la circonférence de l'angle iridien » [1].

Notre maître M. Valude, est très partisan d'une semblable intervention, qui ne lui paraît nullement dangereuse. Dans l'observation citée dans ce travail, trois incisions successives ont été portées sur le tissu scléro-cornéen du même œil, et chaque fois, le globe est entré en régression. Mais l'action de chaque débridement ne paraît pas se poursuivre au delà d'un mois.

Enfin, M. de Wecker [2] espère tirer bénéfice de la sclérotomie interne dans les cas de *myopie progressive*, lorsque l'affection n'est

(1) L. de Wecker : *Annales d'oculistique*, 1895, p. 108.
(2) Idem. p. 109.

plus soulagée par l'hygiène, ni par les verres et qu'elle menace en s'élevant au delà de 20 dioptries, de supprimer brusquement le reste de la vision par un décollement de la rétine.

Complications opératoires. — Les complications auxquelles on peut assister dans le cours de l'opération sont bien faibles en face de la satisfaction qu'on éprouve lorsque les symptômes du glaucome retrocèdent sous l'influence d'une intervention aussi bénigne.

Le tranchant peut sectionner entièrement la sclérotique (voir fig. 13); est-ce une complication puisque la sclérotomie sous-conjonctivale fut un procédé recommandé par Spencer Watson? L'iris peut céder à sa base. L'iridodyalise est encore conseillée par certains auteurs pour rétablir la fonction de l'angle iridien, et Bowman, dans l'iridectomie, insiste sur les avantages de l'arrachement de la base du lambeau. Quant au sang qui s'épanche dans la chambre lorsque la pointe intéresse les vaisseaux des procès cilaires, il n'est, la plupart du temps, pas assez abondant pour causer des désordres dans le reste du globe et, lorsqu'on enlève le pansement, il est le plus souvent résorbé. Restent les trous faits autour de la pupille, par arrachement avec la pointe de l'aiguille, par abrasion avec le fil du couteau ; ils ne semblent pas gêner la vision; les malades, revenant à la clinique longtemps après l'opération, ne s'en plaignent pas.

TROISIÈME PARTIE

RÉSULTATS ANATOMIQUES & CONSÉQUENCES MÉCANIQUES DU DEBRIDEMENT DE L'ANGLE IRIDIEN

CHAPITRE PREMIER

Résultats anatomiques du débridement de l'angle iridien.

Nulle part, nous n'avons trouvé de renseignements sur les lésions produites chez l'homme dans les tissus de l'angle iridien par l'opération du docteur de Vincentiis.

Les observations prises et relatées en Italie portent sur des globes de chiens « Il résulte de mes préparations, dit le docteur Taylor que « l'opération du débridement rompt les trabécules du tissu de Fontana « par lequel la chambre antérieure communique directement avec les « lacunes lymphatiques comprises entre les trabécules. Lorsque l'in- « cision est profonde, elle intéresse les faisceaux du muscle ciliaire; les « couches internes de la sclérotique sont quelquefois sectionnées. » (1) Nous l'avons déjà dit, le recessus circulaire de la chambre antérieure diffère complètement chez l'homme et chez les animaux. Chez ces derniers, de la base de l'iris partent des faisceaux de fibres pigmentées, qui rejoignant le pourtour de la membrane de Descemet remplissent l'angle iridien. D'expériences sur le chien, on ne peut donc conclure

(1) *Lavori della clinica oculistica di Napoli*, vol. IV, fasc. III, mars 1896, p. 200.

au mode d'action de l'aiguille ou du couteau de De Graefe sur le tissu de filtration des yeux humains.

Les travaux de M. Taylor n'ont donc apporté aucune solution aux discussions soulevées par son maître : M. de Vincentiis (1) revendiquant, à juste titre d'ailleurs, l'honneur de la priorité pour sa méthode, regrettait qu'on n'eût à sa disposition la preuve matérielle du siège exact de l'incision. Toute controverse, disait-il, s'effacera devant l'examen anatomique d'yeux humains opérés du débridement interne « Cio non pertanto convengo che manca ancora la prova apodittica, « alla quale da più tempo el per molteplici motivi tengo dietro, che è « quella appunto, dell' esame anatomico di un occhio umani *bene* ope- « rato di incisione del tessuto dell' angolo iridec ; ma si attenda questa « prova che derimerà ogni controversia, e dimostrerà, ne son sieuro, « che senza aleum fondamento si volle appiccicare alla operazione « nostra il nome di *slérotomie interne.* » (2) Nous avons fait plus, nous avons employé successivement les trois instruments usités, et dès lors, il sera possible d'indiquer le lieu qu'intéresse le plus souvent la pointe dans le débridement et même, de voir si l'aiguille et le couteau agissent d'une manière semblable.

Technique suivie pour la confection et l'examen de nos pièces.

Les pièces anatomiques fournies sont seize yeux d'enfants dont l'âge variait de 16 jours à 3 ans et demi. Les yeux ont été opérés dans des conditions telles qu'ils n'avaient pas encore perdu leur tension.

Deux fils pris dans la conjonctive du limbe indiquaient, l'un le point de l'introduction, l'autre le milieu de l'arc sectionné. L'énucléation faite, les globes oculaires étaient jetés dans une solution au dixième d'aldehyde formique, qui a l'avantage de pénétrer rapidement dans les tissus, d'en fixer les éléments et de produire en vingt-quatre

(1) Société d'Ophthalmologie de Venise, discussion académique du 27 août 1895.

(2) *Sulla cosidetta* « Sclérotomie interne » (*Lavori della clinica oculistica di Napoli*, vol. IV, fasc. III, mars 1896, p. 231.

heures un durcissement suffisant pour obtenir des coupes, sans voir les membranes se détacher. Les yeux ont séjourné pendant quatre jours dans la solution formique; au bout de ce temps, ils étaient lavés dans un courant d'eau jusqu'à disparition complète de l'odeur pénétrante du formol. Les enveloppes de l'œil étaient alors suffisamment durcies pour en détacher le pôle postérieur et la moitié de l'hémisphère antérieur soit avec un couteau d'autopsie bien aiguisé, soit avec un rasoir. On ne conservait donc que la partie du globe correspondant à la zone de l'angle iridien incisée. La pièce réduite était soumise à la deshydratation dans un bain d'eau alcoolisée à 50 %, pendant vingt-quatre heures, et dans l'alcool absolu pendant le même temps. Quelques yeux ont été perdus par un bain prolongé dans l'alcool, le cristallin, sous cette dernière influence, étant devenu dur comme de la pierre et brisant au microtome le fil du rasoir. Restait l'inclusion. M. Dubief nous ayant conseillé la paraffine, chaque pièce a séjourné pendant six heures dans l'éther, qui était changé une fois ; au sortir du bain, elle était laissée dans une solution de paraffine à 42°, puis dans l'éther pendant un jour et enfin portée dans la paraffine pure du même degré, maintenue fondue par la température d'une étuve. Au bout de quelques heures la paraffine avait pénétré suffisamment le tissu ; l'éther qui restait dans les mailles de la pièce était alors enlevé avec la trompe. Il ne restait plus qu'à inclure la préparation dans un bloc de paraffine.

Toutes les pièces étaient orientées de telle sorte que les premières coupes correspondaient au point de contre-ponction de l'opération de débridement, la dernière à l'orifice d'entrée. Le microtome était gradué pour faire des coupes d'un centième de millimètre d'épaisseur. La série des préparations de chaque globe montre le trajet qu'à suivi la pointe de l'instrument.

Les figures insérées dans cette thèse sont la reproduction par la photogravure, des photographies obtenues avec les préparations microscopiques exécutées dans le laboratoire de M. le Professeur Mathias Duval.

Nous avons employé un microscope de Zeiss n° IV I, tantôt par la combinaison de l'objectif a^3 avec l'oculaire à projection 2, dans quelques cas par la combinaison de l'objectif A avec le même oculaire. Le grossissement obtenu dans le premier cas était de 20 diamètres, dans le deuxième de 43. Nous nous sommes servis de plaques Lumière ordinaires, sans utiliser une source lumineuse monochromatique qui n'était pas nécessaire pour ces faibles grossissements.

Observations.

Obs. 1. — OD. Enfant de 2 ans. — Débridement avec l'aiguille du docteur de Vincentiis. Le couteau est tenu le tranchant tourné en avant vers la sclérotique. *Coupes non sériées* (1).

Prép. A. — Incision siège dans le limbe, très peu au-dessus de l'insertion conjonctivale; elle a coupé les deux tiers de l'épaisseur de la sclérotique; presque transversale, elle se dirige légèrement obliquement en haut. L'angle iridien, le canal de Schlemm n'ont pu être intéressés.

Prép. B. — Même siège de l'incision, qui se dirige presque nettement en avant. La sclérotique est sectionnée dans la moitié de son épaisseur; les fibres sont coupées franchement. Les procès ciliaires, l'angle iridien sont intacts.

Prép. C. — Incision plus proche de l'angle de l'iris; elle porte sur plus de la moitié de l'épaisseur de la sclérotique; elle est plus oblique en haut; les fibres sont nettement coupées. Iris, procès, angle, canal de Schlemm respectés.

Prép. D. — Incision intéresse les deux tiers de l'épaisseur de la sclérotique. Le canal de Schlemm est ici bien marqué; il n'est pas ouvert; l'attache du muscle ciliaire, bien visible, est conservée.

Prép. E. — Incision très oblique en haut, a traversé la moitié de l'épaisseur du limbe. Procès ciliaires et iris paraissent avoir été détruits par le rasoir du microtome, et non par l'aiguille de Vincentiis.

(1) Les préparations des coupes non sériées sont marquées par les lettres majuscules A B, C, etc.

En somme, dans toutes ces préparations, on remarque que l'opération a porté en plein tissu du limbe, bien au-dessous du canal de Schlemm et du tendon ciliaire; que la section se dirige en avant et en haut intéressant la moitié de l'épaisseur de la sclérotique; que les fibres sont coupées franchement. C'est plutôt une *sclérotomie interne* qu'un débridement de l'angle.

Obs. 2. — OG. Enfant de 15 mois. — Débridement avec l'aiguille du docteur de Vincentiis. L'aiguille est tenue le tranchant tourné en avant vers la sclérotique. *Coupes sériées.*

Dans les préparations sériées, nous avons noté la marche de l'opération, en prenant la lettre a pour indiquer le point initial de l'incision, et les lettres b c d, etc., pour marquer les étapes successives parcourues par l'instrument.

Prép. a. — Ces coupes représentent la première partie du trajet de l'incision ; aussi ne trouve-t-on pas de cristallin, ni l'ouverture de la pupille dans la préparation. Iris bien intact. L'aiguille a abordé le limbe au-dessus du niveau de l'attache conjonctivale, a coupé franchement la paroi et s'est aussitôt insinuée parallèlement aux faisceaux de fibres, pour aller bien au delà du niveau du tendon ciliaire. L'incision est profonde et nette ; l'angle n'est pas directement intéressé.

Prép. b.c. — Le cristallin apparaît dans les coupes. La pointe a pénétré dans la sclérotique très peu au-dessous de l'insertion du tendon ciliaire et, de là, est entrée parallèlement aux fibres, en se dirigeant plutôt en haut qu'en avant. Les liens de l'angle, sans avoir été directement coupés par l'instrument, ont été tiraillés et plus ou moins brisés sous l'effort du couteau.

Prép. d. — Même apparence. Les liens de l'angle sont intacts.

Prép. e.f. (fig. 4). — L'iris et les procès ciliaires (situés à droite et formant une ligne noire dans le dessin) sont intacts. Le muscle ciliaire, couché sur les procès, et son tendon, forment cloison entre la chambre antérieure et l'espace supra-choroïdien. L'angle iridien n'est pas lésé. Le canal de Schlemm n'est pas ouvert. L'incision porte dans le limbe, au-dessus du niveau de l'insertion conjonctivale (qui forme un repli à gauche et en bas du dessin) ; elle se dirige obliquement en haut et en avant ; elle est moins profonde que dans les coupes précédentes. Les faisceaux de fibres scléro-cornéennes se sont courbés sous la poussée de la pointe.

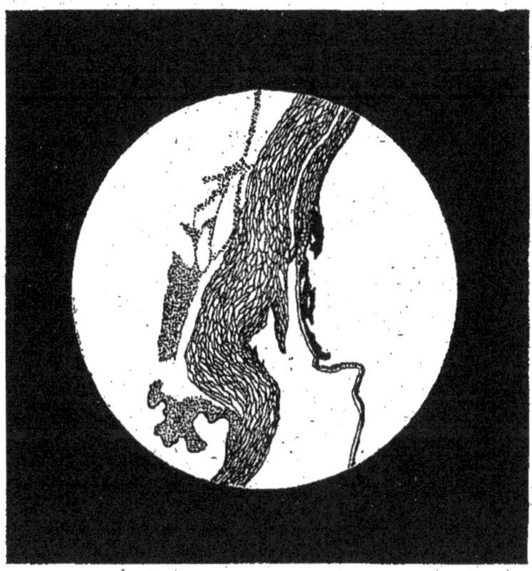

Fig. 4 (Gross. 20 Diam.)

En somme, le couteau s'est porté tout d'abord dans le limbe, près de la cornée. La pointe, en tournant, s'est insinuée dans les lames sclérales voisines de l'angle et situées en avant de l'insertion du muscle ciliaire ; au sommet de sa courbe, tout en restant dans la même ligne, elle a arraché quelques fibres de l'angle. En se retirant, le couteau s'est rapproché du bord de la cornée, pour n'inciser la paroi que bien au-dessous du canal de Schlemm, et s'enfoncer moins profondément. Les résultats sont généralement très nets ; l'incision franche n'a ouvert ni l'iris, ni les procès ciliaires.

Obs. 3. — OG. Enfant de 3 ans et demi. — Débridement avec l'instrument de M. de Vincentiis. L'aiguille est tenue le tranchant tourné en haut et en avant. *Coupes sériées.*

Prép. a. — Iris et procès ciliaires intacts. Coup porté dans la paroi antérieure de l'angle, le canal de Schlemm est certainement ouvert. La section est large ; il semble que l'instrument se soit enfoncé à la manière d'un coin qui aurait écarté les fibres sans déchirer les parties voisines. Direction oblique en haut et légèrement en avant, séparant le tiers postérieur de la sclérotique, en épargnant l'angle proprement dit.

Prép. b. — Même aspect général. L'incision porte plutôt en haut, dans le sens des fibres, et divise en deux l'épaisseur de la sclérotique ; elle a rejeté vers l'iris un trousseau de fibres, sans intéresser ni le tendon ni les procès ciliaires.

Prép. c. — Le tendon ciliaire est coupé, la pointe s'est aussitôt enfoncée dans la sclérotique, détachant quelques lamelles de sa face interne. L'incision est franche, mais peu profonde.

Prép. d. — Même aspect ; malgré la section du tendon, l'espace sous-choroïdien n'est pas ouvert ; des fibres unissent encore le muscle à la partie voisine de la sclérotique. L'iris s'avance vers la fente produite ; peut-être la pointe de l'instrument a-t-elle piqué légèrement la surface de l'iris et l'a-t-elle entraîné vers la paroi sclérale. En tout cas, ni l'iris ni les procès ne sont blessés.

Prép. e.f. — La coupe portant dans les dernières parties du globe, on ne voit ni ouverture pupillaire, ni cristallin. Aucune trace de l'opération, si ce n'est une éraillure de la cornée, bien au-dessous de la région de l'angle. Lumière du canal de Schlemm et orifices veineux du limbe bien visibles.

En somme, au début comme au milieu de sa course, l'instrument s'est enfoncé immédiatement au-dessous et en avant du tendon ciliaire, qu'il a désinséré, a marché entre les faisceaux de la sclérotique ; il n'a pas ouvert nettement l'espace sous-choroïdien, mais a frappé en plein canal de Schlemm. La pointe, en se retirant, n'a qu'éraflé la cornée.

Obs. 4. — OG. Enfant de 2 ans et demi. — Débridement avec l'aiguille du docteur de Vincentiis, le tranchant tourné en avant vers le limbe. *Coupes sériées.*

Prép. a. — Pas de cristallin dans la préparation. Incision porte dans la cornée bien au-dessous de l'insertion conjonctivale ; elle est oblique en haut ; les fibres sont bien nettement coupées ; c'est bien en deçà du canal de Schlemm, dont on voit l'ouverture très allongée, la coupe ayant passé tangentiellement au cercle irido-cornéen. Dans une préparation, l'iris est ouvert, et l'instrument a soulevé une mince lamelle du limbe.

Prép. b. — Pas de pupille, ni traces de cristallin dans la préparation. Angle iridien et canal de Schlemm bien indiqués. L'incision pénètre dans la membrane de Descemet, bien au-dessous de l'angle, remonte obliquement en avant vers la ligne d'insertion de la conjonctive; elle n'intéresse que d'un tiers l'épaisseur de la cornée. Les fibres sont nettement coupées.

Prép. c.d.e. — Mêmes remarques qu'en *b.*

Prép. f. — On voit le cristallin. L'incision se rapproche de l'angle; elle est au niveau du point d'attache de la conjonctive; elle traverse encore la membrane de Descemet; elle est plus profonde et intéresse la moitié de l'épaisseur de la coque fibreuse.

Prép. g. — La coupe passe au milieu du cristallin, visible dans la figure en bas et à gauche. L'iris et les procès ciliaires sont en parfait état. L'angle iridien est libre; le canal de Schlemm est large et les attaches du muscle ciliaire à sa paroi profonde sont bien conservées. L'instrument, traversant la membrane de Descemet, s'est porté plus en avant qu'en haut, sectionnant les trois quarts de l'épaisseur du limbe. Les fibres ont été franchement tranchées (fig. 5).

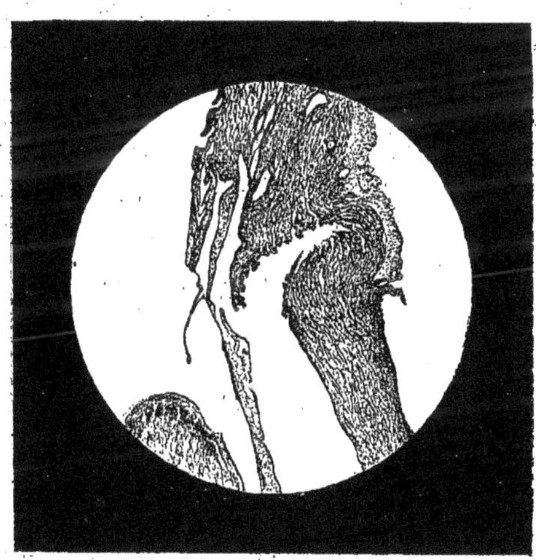

Fig. 5 (Gross. 20 Diam.).

Sur la coupe voisine, la section est encore plus élevée et plus profonde, ouvrant plusieurs sinus veineux, sans déchirer le canal de Schlemm.

Prép. h.i. — Comme *g*.

Prép. j. — Plan antérieur de l'iris et angle épargnés. Canal de Schlemm intact. L'incision a changé de direction : elle part toujours de la membrane de Descemet, mais se porte en haut presque parallèlement à l'iris; elle s'enfonce dans le milieu de l'épaisseur du limbe et atteint presque le sommet de l'angle par son fond.

Prép. k.l. — La préparation contient encore du cristallin, mais ne montre plus l'ouverture de la pupille. Le couteau, après s'être appuyé sur la face profonde du limbe, s'est enfoncé dans la sclérotique très obliquement en haut, séparant le tiers postérieur. L'incision, plus élevée, passe en avant du canal de Schlemm et, par son fond, dépasse le sommet de l'angle iridien.

En somme, le couteau a entamé la face profonde du limbe aux limites de la cornée, a coupé environ la moitié de l'épaisseur du tissu scléro-cornéen et, en avançant, dans sa course, vers le pôle supérieur de la chambre, s'est approché du canal de Schlemm. Au delà, le couteau s'étant redressé, s'est enfoncé verticalement dans la sclérotique, sans cependant intéresser ni le sinus scléral, ni le muscle ciliaire. Ce sont bien là les résultats d'une *sclérotomie interne*.

Obs. 5. — OD. Enfant de 2 ans. — Débridement avec l'aiguille du docteur de Vincentiis, le tranchant tourné en avant et en haut vers la base de l'iris. *Coupes sériées.*

Prép. a.b. — Ce sont des coupes tangentielles au cercle irido-cornéen; aussi le canal de Schlemm, coupé obliquement, montre-t-il une ouverture large et très allongée. L'incision porte bien au-dessous du sinus scléral; partie de la force profonde de la cornée, elle s'enfonce très obliquement, intéressant la moitié de l'épaisseur du limbe sans atteindre par son fond le niveau du canal de Schlemm; la fente opératoire est large et les fibres bien coupées.

Prép. c. — La coupe a passé au milieu du cristallin. L'iris et le corps ciliaire n'ont pas été touchés. La forme de l'incision a bien changé. Le tranchant de la pointe a abordé le limbe très peu au-dessous de l'angle iridien, s'enfonçant au haut, a passé en avant du canal de Schlemm, a marché parallèlement aux fibres en les écartant; le couteau a laissé en arrière un faisceau de fibres égal au tiers de l'épaisseur de la sclérotique. Le fond de la brèche remonte bien au-dessus du tendon ciliaire ; la poussée de l'instrument a rompu quelques fibres d'attache du muscle ciliaire.

Prép. d. — Le coup a porté dans la paroi antérieure de l'angle; l'incision s'enfonce dans la sclérotique au delà du sommet de l'angle ; dirigée en haut, parallèlement aux fibres sclérales, elle est séparée de l'espace supra-choroïdien par plusieurs couches de fibres. Sous la poussée de la pointe, quelques liens du muscle ciliaire sont arrachés.

Prép. e. (fig. 6). — La coupe a passé un peu au delà du milieu de l'œil. Restes de cristallin visibles en bas et à gauche. Pas de lésions des procès ciliaires, ni de l'iris. La cornée située à gauche et en bas dans la figure est bien conservée. L'angle est déchiré, et cette lésion met en communication directe la chambre antérieure et l'espace supra-choroïdien. Le couteau a

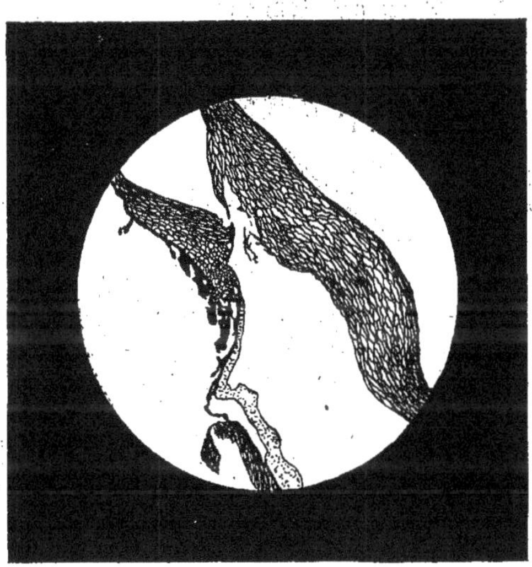

Fig. 6 (Gross. 20 Diam.).

abordé l'angle, il a rasé la surface du corps ciliaire sans l'ouvrir, il a décapité le sommet du muscle ciliaire, puis ouvrant l'espace supra-choroïdien, il s'est enfoncé peu profondément dans la sclérotique. C'est un débridement de l'angle et plutôt une *section du tendon du muscle ciliaire.* Ici le canal de Schlemm est certainement ouvert.

Prép. f. — Iris intact. Ouverture large de l'espace supra-choroïdien. La faux rasant le corps ciliaire a déchiré quelques veines. Le couteau a coupé le tendon ciliaire, sans entamer la sclérotique sus-jacente. C'est une simple tenotomie.

En somme, le couteau a d'abord pénétré les tissus profonds du limbe; en avançant dans sa course, il s'est approché du corps ciliaire; appuyé sur ce dernier, il a décapité le muscle de Brücke, sur un long parcours. C'est là une véritable tenotomie du muscle ciliaire.

Obs. 6. — OD. Enfant de 15 mois. — Débridement avec l'aiguille du docteur de Vincentiis, le tranchant tourné en avant et en haut. *Coupes sériées.*

Prép. a. — Pas de traces de l'incision.

Prép. b. — Le coup a porté dans la cornée, en face de l'insertion conjonctivale; l'incision est peu profonde d'ailleurs; dirigée en haut et en avant, elle n'intéresse que quelques fibres.

Prép. c. — Iris intact; décollement d'une lamelle de la face interne du limbe; l'incision est verticale et atteint presque le canal de Schlemm.

Dans d'autres coupes, le coup a porté dans la paroi antérieure de l'angle, ouvrant certainement le canal de Schlemm, et s'est dirigé verticalement dans la sclérotique, ne détachant qu'une faible épaisseur de tissu.

Prép. d. — Incision dans la face intérieure du limbe, au-dessous du canal de Schlemm, verticalement dirigée et peu profonde, soulevant quelques trousseaux de fibres. Ni le sinus scléral, ni l'espace supra-choroïdien ne sont ouverts.

Prép. e. — Plus de traces d'incision.

En somme, peu de lésions. L'aiguille a entamé d'abord la face profonde du limbe; arrivée au milieu de sa course, elle a ouvert le canal de Schlemm, pour revenir aussitôt dans les tissus voisins de la cornée. C'est une faible *sclérotomie interne.*

Remarques sur l'opération de Vincentiis.

Avec intention, nous indiquons dans nos observations la manière dont nous tenons l'instrument, la pointe étant entrée dans la chambre antérieure.

L'auteur de la méthode, nous indique lorsque l'instrument touche la région opposée du point de ponction de donner un léger mouvement tournant autour de l'axe « *una lieve rotazione intorno al suo asse* », afin de tourner le tranchant vers la sclérotique « *talché il tagliente di esso sia rivolto contro la sclera* » (1). C'est ce que nous avons fait dans trois de nos opérations de de Vincentiis.

Toujours, l'incision porte en pleine membrane de Descemet, peu en arrière des limites de la cornée et n'atteint, ni le tissu de filtration scléro-cornéen, ni conséquemment le canal de Schlemm, ni les veines sclérales. Dans trois autres, le tranchant était tourné plus en arrière, vers la base des procès ciliaires, et l'aiguille a ouvert les sinus lymphatiques et veineux du limbe, et dans un cas a franchement coupé le tendon ciliaire (fig. 6).

Les incisions faites avec l'aiguille de Vincentiis sont nettes; les fibres sclérales sont bien coupées ; rarement on observe des déchirures du corps ciliaire.

Obs. 7. — OG. Enfant de 2 ans. — Débridement avec l'aiguille du docteur Valude. *Préparations non sériées.*

Prép. A. — Pas de cristallin, ni ouverture pupillaire dans la coupe. L'incision a porté dans la membrane de Descemet, au-dessus du niveau de l'insertion conjonctivale. La pointe a traversé la moitié de l'épaisseur du limbe se dirigeant en haut et surtout en avant, elle est bien au-dessous du canal de Schlemm et de l'angle qui ne sont nullement lésés. Les fibres sont plutôt déchirés. Iris intact.

Prép. B. — Pas de cristallin, ni pupille. L'incision siège toujours dans le limbe, elle est plus proche, mais toujours au-dessous du canal de Schlemm.

Prép. C.D.E. — L'incison porte toujours dans le tissu scléro-cornéen, bien au-dessous de l'angle; elle est moins profonde, intéressant le quart de l'épaisseur du limbe. Les fibres sont nettement déchirées; celles du fond de la brèche ont plié sous la pression.

Prép. G. — L'incision est toujours dans le limbe, bien au-dessous du canal de Schlemm; elle est plus profonde; la lésion est encore plus déchiquetée, plus inégale.

(1) *Sul, incisione del tessuto dell' angolo irideo* (*Lavori della clinica oculistica della R. Universita di Napoli*, vol. IV, fasc. III, p. 198, mars 1896).

En somme, les préparations ne montrant ni cristallin, ni pupille, les coupes ont donc toutes passé par des points marquant le commencement ou la fin de l'opération. L'aiguille s'est portée dans le limbe au-dessous du canal de Schlemm, intéressant la moitié de son épaisseur ; elle a plutôt brisé les fibres qu'elle les a coupées.

Obs. 8. — OG. Enfant de 2 ans. — Débridement avec l'aiguille du docteur Valude. *Coupes non sériées.*

Prép. A. — L'incision porte en plein dans la région du canal de Schlemm, qu'on ne retrouve plus. Le couteau s'est enfoncé obliquement en avant, et en haut, profondément, intéressant la moitié de l'épaisseur de la sclérotique. Les lèvres de la brèche sont irrégulières. Le corps ciliaire a été effleuré.

Prép. B. — L'incision est plus élevée, elle porte toujours dans la paroi antérieure de l'angle et s'enfonce dans la moitié de l'épaisseur de la sclérotique; elle a certainement fendu le canal de Schlemm. L'extrémité du tendon ciliaire et son point d'implantation scléral ont été enlevés par l'opération. Le corps ciliaire est ouvert.

Prép. c. — Incision moins profonde déchirant un cinquième de l'épaisseur de la sclérotique, a brisé les insertions du muscle ciliaire, ouvert le canal de Schlemm et arraché la surface du corps ciliaire.

Prép. d. — L'incision porte toujours au même point, a produit les mêmes désordres ; un lambeau du corps ciliaire flotte dans la chambre antérieure, entraîné probablement au moment du retrait de la pointe.

En somme, la pointe a incisé la paroi antérieure de l'angle, ouvrant le canal de Schlemm, désinsérant le muscle ciliaire, arrachant le tissu du corps ciliaire, déchirant les fibres de la sclérotique. C'est un véritable *débridement de l'angle iridien.*

Obs. — OG. — Enfant de 1 an. — Débridement avec l'aiguille du docteur Valude. *Coupes non sériées.*

Prép. A. — L'instrument porte en plein dans l'angle iridien, tant en avant dans l'appareil de filtration scléro-cornéen, qu'en arrière dans le corps ciliaire. On ne peut retrouver le véritable trajet suivi par la pointe, si ce n'est dans une dissociation, une séparation d'un faisceau de fibres sclérales en avant de l'espace supra-choroïdien. Le tendon ciliaire a perdu son point d'attache, la sclérotique est déchirée, le canal de Schlemm disparu, le corps ciliaire broyé. C'est un *délabrement complet de tous les tissus de l'angle.*

Prép. B. — Les parois et le sommet de l'angle sont détruits; on retrouve l'incision, s'enfonçant dans la sclérotique parallèlement à ses fibres, bien au delà du niveau du tendon ciliaire et rejetant vers l'espace sous-choroïdien un faisceau de fibres comprenant le quart de l'épaisseur de la sclérotique.

Prép. C. — Coups de pointe en arrière et en avant du tendon ciliaire. En avant dans la sclérotique, incision verticale, parallèle aux fibres, remontant vers l'espace sous-choroïdien les fibres sont brisées. En arrière, iris ouvert. Le muscle ciliaire reste flottant dans l'espace de l'angle détruit; la chambre antérieure communique avec les mailles de la lamina fusca.

Prép. D.E.F.G. — Tout l'angle est détruit depuis le canal de Schlemm, jusqu'à la couche pigmentée de la choroïde. Il ne reste dans le champ de l'angle que des filaments de sclérotique, de muscle, de corps ciliaire. C'est une véritable dilacération de toutes les parties constituantes de l'angle.

En somme, toutes les préparations se ressemblent; en dehors de l'incision profonde et verticale portant sur la sclérotique, l'instrument a fait un véritable grattage de toutes les parois et de la voûte de l'angle iridien.

Obs. 10. — Enfant de 2 ans et demi. — Débridement avec l'aiguille du docteur Valude. *Coupes sériées*

Prép. a. (fig. 7). — Pas de cristallin dans la préparation, la coupe est tangentielle au cercle de l'angle iridien. C'est ici le début de l'incision. L'iris est bien conservé, l'angle iridien montre tous ses liens. La face interne du limbe montre un peu au-dessus de l'insertion conjonctivale, un soulèvement de fibres, l'aiguille en a entamé très légèrement la paroi et bien au-dessous de la région du canal de Schlemm.

Prép. b. — La pointe n'a fait encore qu'une éraillure de la face interne du limbe; la lésion se rapproche de l'angle.

Prép. c. — Iris intact, corps ciliaire ouvert. La pointe est entrée dans la sclérotique juste au-dessous du canal de Schlemm; le tendon ciliaire est désinséré. Lésions légères.

Prép. d. (fig. 8). — L'angle seul est intéressé et bien faiblement. La pointe a touché la sclérotique au niveau du canal de Schlemm, qu'on ne retrouve pas, elle a rompu les liens délicats que le muscle ciliaire jette sur le tissu scléro-cornéen. Les fibrilles restent libres dans l'ouverture de l'angle. La chambre antérieure communique avec l'espace supra-choroïdien.

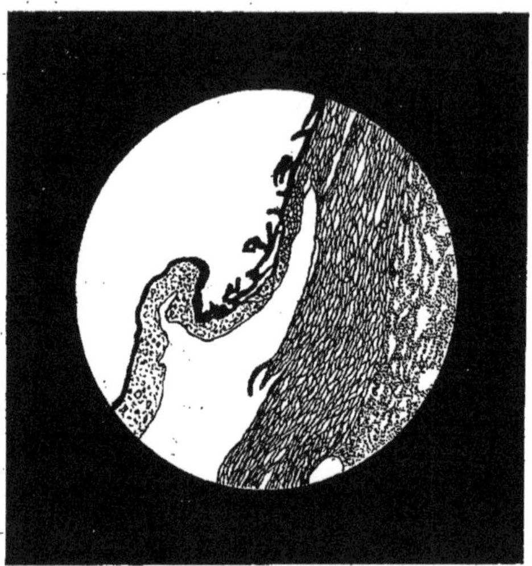

Fig. 7 (Gross. 20 Diam.)

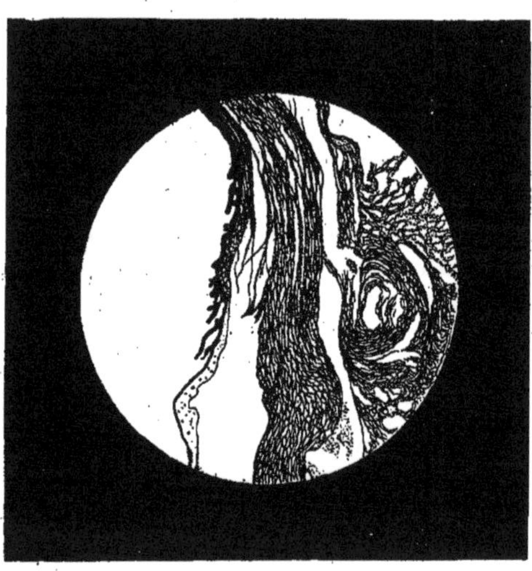

Fig. 8 (Gross. 20 Diam.)

Prép. e. f. — Entaille peu profonde dans la sclérotique, toujours au niveau du canal de Schlemm. Attache du tendon ciliaire rompue.

En somme, peu de désordres. L'instrument a d'abord incisé la face profonde du limbe au-dessous du canal de Schlemm ; en s'avançant, il a rompu les délicats cordages de la voûte et ouvert le sinus scléral. Léger débridement.

Obs. 11. — OD. Enfant de 2 ans. — Débridement avec l'aiguille du docteur Valude. *Coupes sériées.*

Prép. a. — L'iris et le corps ciliaire ne sont pas lésés. L'instrument s'est porté dans la région du canal de Schlemm. La déchirure du limbe est parallèle au muscle ciliaire et s'élève au-dessus du sommet de l'angle iridien ; dans l'ouverture irrégulière, flottent des fibres sclérales rompues.

Prép. b. (fig. 9). — L'opération a porté dans le tissu du limbe. Une large ouverture de la sclérotique commence un peu au-dessous de l'insertion du tendon du muscle ciliaire et se termine au-dessus du sommet de l'angle

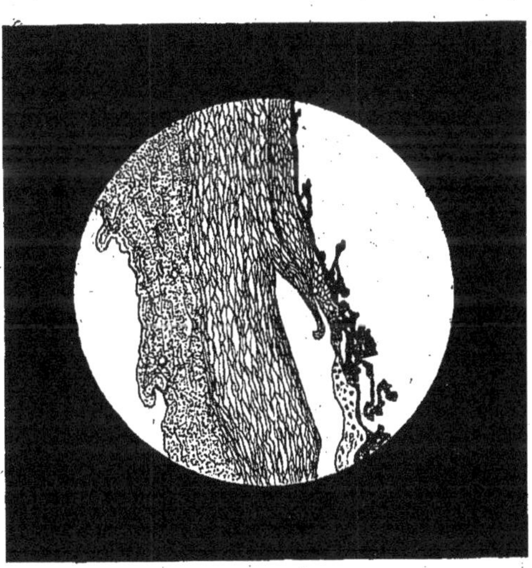

Fig. 9. (Gross. 20 Diam.)

rrégulier. L'incision est verticale, franche. Le canal de Schlemm est là certainement intéressé. Dans les coupes voisines, la plaie est plus déchiquetée.

Prép. c. — La coupe passe environ au milieu du cristallin. Même siège de l'incision, plus proche cependant du tendon ciliaire ; plaie très irrégulière et peu profonde. Dans certaines coupes, l'iris est ouvert.

Prép. d. (fig. 10). — Le cristallin est bien visible en bas et à droite de la figure. La section de la sclérotique siège au même lieu, dans la paroi antérieure de l'angle, immédiatement au-dessous de l'insertion du tendon ciliaire ; la plaie est moins profonde. Mais les procès ciliaires sont ouverts, c'est un point d'iridodyalise.

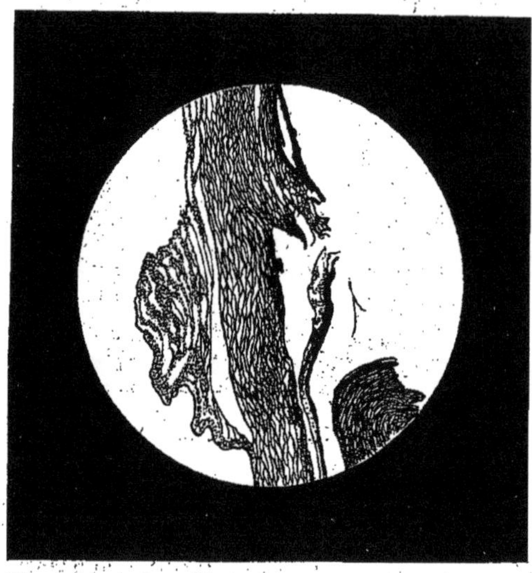

Fig. 10 (Gross. 20 Diam.)

Prép. e. (fig. 11). — Toute la région de l'angle est intéressée. En avant (à gauche dans la figure), la pointe a éraillé le tissu scléro-cornéen et ouvert certainement le canal de Schlemm ; en haut les fibres sont déchirées. En haut le tendon ciliaire est rompu ; quelques fibres conjonctives seules unissant le muscle et la sclérotique empêchent la large ouverture de la chambre antérieure dans l'espace supra-choroïdien. En arrière (à droite dans la figure), les mailles du corps ciliaire sont déchirées, l'iris a presque cédé en deux points. C'est un véritable délabrement des tissus de l'angle.

Prép. f. — Iris peu touché, tendon ciliaire intact. Destruction superficielle, mais étendue de toute la paroi antérieure de l'angle iridien.

Prép. g. — Corps ciliaire et iris en parfait état, mais arrachement des trois quarts de l'épaisseur du limbe depuis le niveau du sommet de l'angle jusque dans la cornée; le tendon ciliaire conserve cependant son insertion.

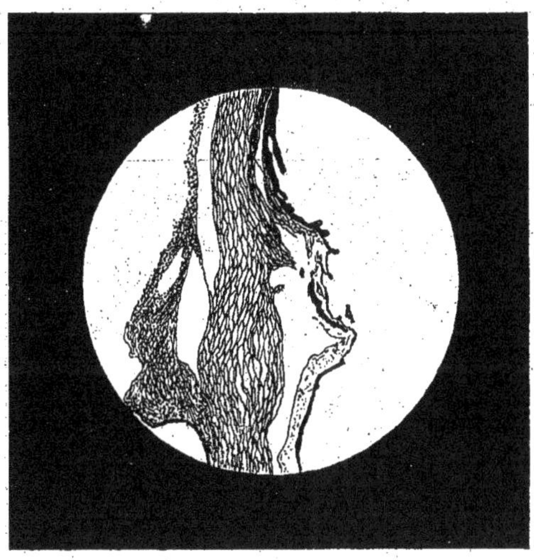

Fig. 11 (Gross. 20 Diam.)

En somme, la pointe a d'abord attaqué la paroi antérieure de l'angle iridien; elle a débridé la voûte au milieu de sa course, tout en lésant l'iris et le corps ciliaire; en se retirant, elle a détruit le limbe; l'instrument a agi par arrachement.

Obs. 12. — OD. Enfant de 16 jours.

Débridement avec l'aiguille du docteur Valude. *Coupes sériées.*

Prép. a. b. — La pointe a porté dans le limbe, au-dessous du canal de Schlemm; il n'y a qu'une érafflure; l'instrument a arraché quelques faisceaux de fibres.

Prép. c. — Toujours même siège et même forme de la lésion; le coup a cependant porté plus profondément et coupé la moitié de l'épaisseur du limbe; la lèvre supérieure de l'incision est curviligne.

Prép. d. e. — L'angle n'a pas été abordé. A peine quelques trousseaux de fibres sclérales ont-ils été soulevés par la pointe, dans et au niveau du pourtour de la membrane de Descemet.

En somme, peu de lésions; une incision superficielle, peu profonde, sauf dans la région du pôle supérieur de la chambre, court dans le limbe au-dessus du canal de Schlemm. C'est là les marques d'une faible sclérotomie, qui n'aurait probablement eu aucune action utile pour la détente d'un œil glaucomateux.

Remarques sur le débridement par l'aiguille du docteur Valude. — Dans les opérations faites avec l'aiguille de notre maître de la Clinique ophthalmologique des Quinze-Vingts, nous avons toujours tenu l'instrument introduit dans la chambre antérieure, la pointe tournée vers l'angle iridien. Six yeux ont été opérés de la sorte. Deux seulement ne portent de lésions dans le limbe qu'au-dessous de la région du canal de Schlemm. Encore ferons-nous observer que l'une de ces deux pièces a été débitée en coupes non sériées. Dans cette observation (obs. 7), les préparations présentent toutes des lésions de même siège et de même forme ; conséquemment elles ont probablement été prises au même point et ne représentent donc qu'une partie du trajet de l'instrument.

Dans toutes les autres pièces, les lésions sont identiques, montrant une destruction de tous les tissus constituant la voûte et les parois du véritable angle iridien, jusqu'à même déchirer les procès ciliaires et détacher le tractus uvéal de la ligne d'implantation musculaire. Dans toutes les préparations, le travail de l'aiguille s'est fait par arrachement et dilacération.

Obs. 13. — OG. Enfant de 19 jours. — Débridement avec le couteau de De Graefe. *Coupes sériées.*

Prép. a. — La cornée est nette, la sclérotique depuis l'origine de la conjonctive oculaire jusqu'à l'insertion du muscle ciliaire n'a pas été touchée par l'instrument ; le canal de Schlemm a été épargné ; le tranchant a coupé le tendon ciliaire et pénétré dans le tissu lâche unissant le muscle à la face interne de la sclérotique. Quelques fibres sclérales profondes sont dissociées.

L'espace de l'angle communique avec les mailles de la lamina fusca, bien qu'il n'y ait pas de décollement du tractus uvéal. C'est plus un débridement de l'angle qu'une section.

Prép. b. — Même impression, avec plus de ravages. Toute la voûte de la chambre antérieure est défoncée, une barrière fibrillaire protège seulement l'espace supra-choroïdien. La pointe après avoir coupé le tendon du muscle de Brücke, s'est enfoncée dans les lames profondes de la sclérotique. Ici impossible de retrouver la place du canal de Schlemm.

Prép. c. (fig. 12).— L'instrument, après avoir sectionné le tendon ciliaire et rompu les liens conjonctifs du muscle et de l'enveloppe fibreuse, s'enfonce encore plus haut et plus en avant dans l'épaisseur de la sclérotique. Aucun vestige du canal de Schlemm. Le corps ciliaire est ouvert; cette lésion n'est pas le fait du tranchant, mais semble avoir été produite par arrachement, sous la pression de la lame.

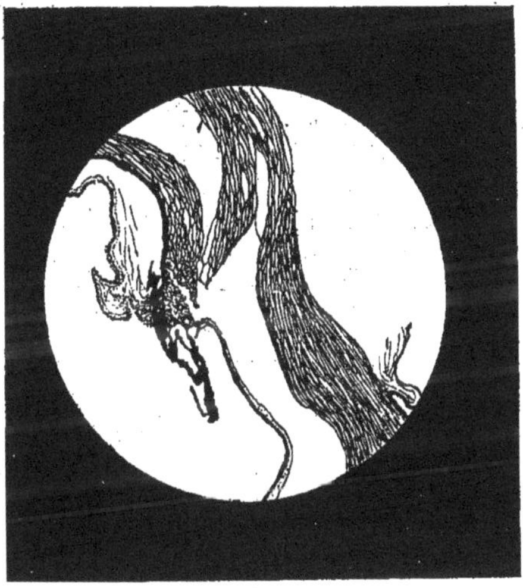

Fig. 12 (Gross. 20 Diam.)

Prép. d. (fig. 13).— L'espace supra-choroïdien s'ouvre dans la chambre antérieure, les liens de l'angle iridien ont disparu, le corps ciliaire est séparé du limbe, le tractus uvéal ne montre aucune attrition ; le couteau après délabrement de l'angle s'est enfoncé en avant dans la sclérotique, au niveau du canal de Schlemm ; la section est presque complète ; une mince lamelle s'oppose à la perforation ; le fond de l'incision touche au tissu cellulaire de la conjonctive.

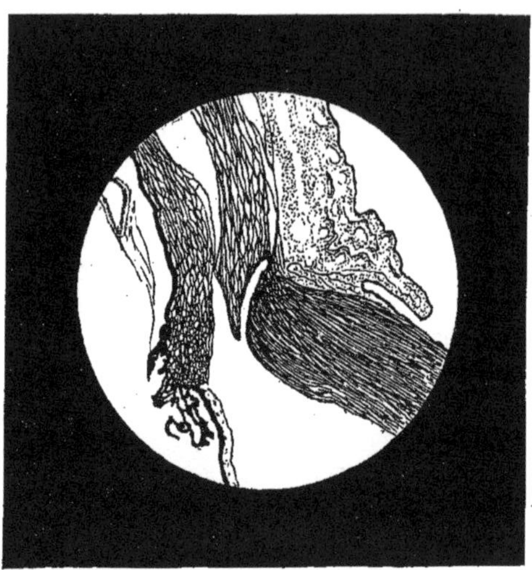

Fig. 13 (Gross. 20 Diam.)

Prép. e. — Iris et corps ciliaires intacts. Le coup porte toujours dans l'angle iridien. Quelques liens du muscle ciliaire sur la sclérotique persistent. Le tranchant a passé dans les feuillets profonds de la sclérotique en les dissociant. Toute la voûte de la chambre a cédé sous la pression de la lame.

Prép. f. — Le couteau après avoir détruit le tissu de filtration s'est enfoncé dans la sclérotique jusque faillir la traverser ; quelques fibrilles seulement préservent contre la pénétration dans le tissu conjonctival. L'incision est franche. La communication n'est pas aussi nette entre la chambre antérieure et l'espace supra-choroïdien.

En somme, l'instrument s'est porté immédiatement dans l'angle, coupant l'insertion du muscle accommodateur et pénétrant l'épaisseur de la sclérotique ; la lame en avançant s'est enfoncée de plus en plus dans le tissu fibreux, qui recouvre le muscle ciliaire. C'est une section du tendon ciliaire avec sclérotomie sus-jacente.

Obs. 14. — OG. Enfant de 14 mois. — Débridement avec le couteau de De Graefe. *Coupes sériées.*

Prép. a. — Dans cette série, aucune trace de cristallin ; le couteau a donc coupé l'angle iridien très obliquement ; là sont marquées les premières phases du travail de destruction exécuté par le couteau. L'angle conserve son aspect normal, ses attaches ; la pointe a pénétré dans la paroi antérieure, au-dessous du sinus de Schlemm ; elle a arraché le limbe plutôt que coupé. Dans une préparation, le corps ciliaire est ouvert. La section tend à s'enfoncer en haut dans le tissu scléral, parallèlement à la direction du muscle ciliaire.

Prép. b — On commence à voir le cristallin. Le coup a pénétré profondément dans la sclérotique ; il a porté verticalement ; sans couper le tendon ciliaire, il a franchi le niveau de l'angle et s'est dirigé parallèlement à l'espace supra-choroïdien, ne laissant qu'une mince lamelle de tissu entre la fente opératoire et la lamina fusca. La section est plus nette que précédemment ; le canal de Schlemm est certainement fendu. Le corps ciliaire a été frotté par la lame, sans être lésé.

Prép. c. — Le cristallin apparaît. Le corps ciliaire et l'iris sont intacts. L'incision est droite, assez profonde, s'enfonce dans la même direction qu'en *b*, mais au-dessous du canal de Schlemm. Cependant, le couteau semble plutôt avoir défoncé le tissu et arraché les fibres. Cette rude attrition de la sclérotique a même déterminé par places des ruptures du tendon ciliaire et des parois du canal de Schlemm.

Prép. d. — Le cristallin est très apparent. La coupe passe au milieu du globe. La fente opératoire est très proche de l'angle ; l'insertion du muscle est décollée ; l'incision s'enfonce toujours en haut dans la sclérotique, parallèlement à ses fibres et n'en détachant qu'une lame mince. Dans la série, plutôt déchirure que section.

Prép. e. — La coupe passe un peu en dedans du milieu de l'œil. La section sclérale est maintenant très profonde, dépassant de beaucoup le sommet de l'angle ; elle n'est séparée de l'espace supra-choroïdien que par un paquet de fibres ; L'instrument a arraché et passé si près des insertions du muscle, qu'il a rompu ses liens. C'est là le maximum de lésions. En s'enfonçant, le couteau a de plus fait plier les fines fibres unissant le muscle à la face profonde de la sclérotique.

Prép. f. — Avec ces coupes, nous approchons de la fin de la ligne d'incision, dans quelques-unes, même incision sclérale qu'en *e*, dans d'autres, et ç'est le plus grand nombre, la fente opératoire siège dans le limbe, bien au-dessus de la périphérie de la chambre antérieure.

En somme, le couteau a commencé par pénétrer dans le limbe, au-dessous de l'angle; plus il avance en exécutant son mouvement tournant, plus il s'approche du muscle de Brücke, et plus il s'enfonce haut et loin dans la sclérotique ; il tend à ouvrir l'espace supra-choroïdien ; c'est au sommet de la chambre et un peu au delà que les lésions sont le plus accentuées.

Obs. 15. — OD. Enfant de 14 mois. — Débridement avec le couteau de De Graefe. *Coupes sériées.*

Prép. a. — Coupes tangentielles au cercle iridien ; pas de cristallin. Le coup à porté dans le limbe un peu au-dessous du canal de Schlemm ; l'incision est dirigée en haut et en avant, elle va au delà du niveau de l'insertion du muscle ciliaire, et divise les trois quarts de l'épaisseur de la coque fibreuse et par places semble avoir presque traversé toutes les couches de la sclérotique.

Prép. b. — Le cristallin apparaît dans les préparations. Iris intact. La pointe a éraillé le limbe au niveau de la membrane de Descemet, puis s'est enfoncée au-dessous du canal de Schlemm, parallèlement à la direction des fibres sclérales, vers l'espace supra-choroïdien. Le couteau a divisé l'épaisseur de la sclérotique en deux parties égales. Dissociation des fibres au fond de l'incision.

Prép. c. — Même apparence, la brèche est plus proche du muscle ciliaire.

Prép. d. — C'est environ le milieu de l'œil et conséquemment le milieu du trajet du couteau. Peu de lésions, ou plutôt lésions bien circonscrites. La pointe a fendu le canal de Schlemm et coupant le tendon ciliaire et le tissu conjonctif sus-jacent, a passé dans la lamina fusca. C'est là un véritable débridement de l'angle, ouvrant les espaces lymphatiques du limbe et mettant en communication la chambre antérieure et le tissu supra-choroïdien tout en ne touchant pas au corps ciliaire et en ne faisant pas de dissociation profonde de la sclérotique.

Prép. e. — Cristallin très apparent. Nous sommes encore au milieu ou au delà du milieu de la course de l'instrument. Le débridement est encore ici plus net. Pas la moindre attrition de l'iris, du corps ciliaire, de la sclérotique. Désinsertion du tendon ciliaire, destruction du tissu cellulaire sus-jacent, communication complète de la chambre antérieure et de l'espace supra-choroïdien. L'instrument a suivi la face profonde du limbe qu'il a refoulé, a fendu le reticulum de filtration scléro-cornéen et la voûte de la chambre antérieure Des fibres brisées sont libres dans le champ de l'angle iridien ou flottent encore attachées à la sclérotique, en face du muscle ciliaire et du corps ciliaire.

Prép. f. — Plus de cristallin. Procès ciliaires détachés, large ouverture de la chambre antérieure dans l'espace supra-choroïdien. Eraillure de la face profonde du limbe en face l'attache conjonctivale. Le tractus uvéal semble ici avoir été séparé, non par le fait de la pointe elle-même, mais d'une traction venue d'en deçà. Ici, l'instrument, en se retirant n'a porté que sur la face profonde de la cornée.

En somme, l'instrument entré dans la chambre antérieure s'est d'abord fixé, en s'enfonçant dans le tissu profond du limbe, sans cependant déterminer une perforation (point de contre-ponction), et de là s'est insensiblement approché de l'angle, tout en exécutant son mouvement tournant. Au milieu de l'arc incisé, l'angle est bien ouvert. Le coup est léger et son action est bien limitée. Il y a simple désinsertion du muscle de Brücke et nécessairement attrition du reticulum d'excretion sous-jacent, sans qu'il y ait de blessure des veines des procès ciliaires et des parties profondes de la sclérotique.

Obs. 16. — OG. Enfant de 8 mois. — Débridement avec le couteau de De Graefe. *Coupes sériées.*

Prép. a. (fig. 14). — Iris et corps ciliaire intacts (ligne noire et dentelée, dans la partie gauche du dessin). — Incision large et profonde dans la sclérotique (à droite dans le dessin).

Le coup a porté dans la région du canal de Schlemm et sans toucher au tendon ciliaire (dans la figure, le tendon à gauche et en bas est rejeté contre la surface du corps ciliaire et le point d'origine de l'iris), a décollé son insertion. Puis le couteau s'est enfoncé en haut en pleine sclérotique, parallèlement à l'espace supra-choroïdien, ne laissant entre la ligne de l'incision et cet espace qu'une couche mince de tissu fibreux. L'incision est très profonde; si l'on veut la mesurer relativement aux autres parties du dessin, elle équivaut à peu près à deux fois l'épaisseur de la sclérotique. Le fond de la fente tend légèrement à revenir vers la conjonctive (à droite dans la figure).

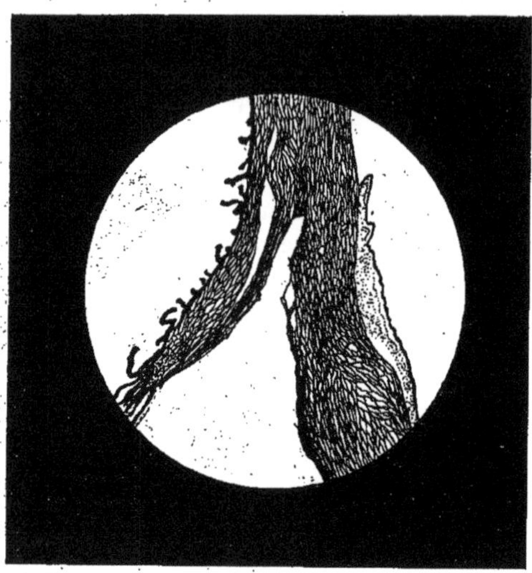

Fig. 14 (Gross. 20 Diam.)

Prép. b. — Même impression qu'en *a*, mais déjà l'incision est moins profonde, moins franche et la pointe de l'instrument a arraché le tendon ciliaire, sans cependant mettre en communication directe la chambre antérieure et l'espace séreux supra-choroïdien. Le couteau a déchiré plus que sectionné.

Prép. c. d. — Aucune blessure du corps ciliaire, de l'iris. La lésion opératoire est encore plus proche de l'angle. Le coup a porté moins profondément ; c'est une dissociation des mailles de la sclérotique, au niveau du canal de Schlemm et en avant du tendon ciliaire. Le muscle a perdu la plus grande partie de ses liens avec le tissu scléro-cornéen.

Prép. e. — Les coupes semblent intéresser le pôle supérieur de la chambre antérieure ; cristallin entier sur la coupe. Debridement complet de l'angle iridien. Pas de section des parties sclérales voisines. Ouverture complète de l'espace supra-choroïdien. Destruction du tendon ciliaire et autres liens du muscle.

Prép. f. — 1° (fig. 15). — Le pôle supérieur du cristallin et des débris de la zonula restent à gauche. Le tractus uvéal marqué par une ligne pigmentée n'a reçu aucune blessure, le corps ciliaire est à peine lésé. La face interne du limbe est intéressée tant au niveau de la membrane de Descemet que dans la région filtrante ; le couteau a enlevé quelques faisceaux de fibres au-dessous de l'angle iridien et sa pointe s'est enfoncée dans la région du canal de Schlemm, directement dans les lames profondes de la sclérotique, dont elle n'est séparée que par quelques fibres. Le muscle ciliaire conserve quelques attaches.

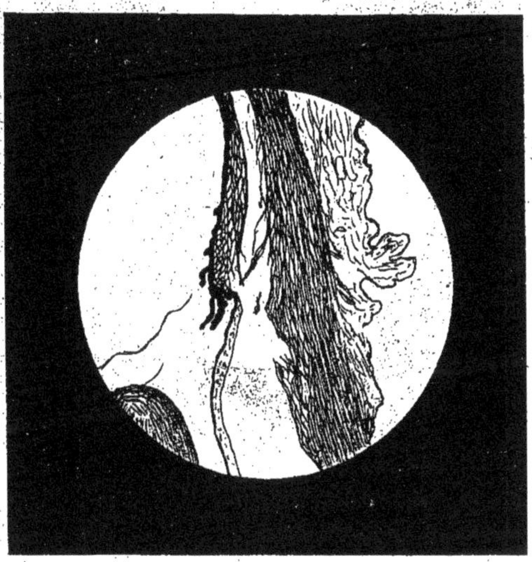

Fig. 15 (Gross. 20 Diam.)

2° (fig. 16). — Ici le cristallin n'est pas resté dans la préparation, bien que ce soit une coupe très voisine de celle représentée en 15. Même disposition, mêmes remarques. Mais le couteau rasant la face interne du limbe, dont il a certainement enlevé les lames internes, a passé dans l'espace supra-choroïdien, coupant tous les liens unissant le muscle ciliaire à la face profonde de la sclérotique. Quelques fibrilles restent dans le champ d'opération; le corps ciliaire n'est nullement ouvert.

Prép. g. h. (fig. 17). — La figure représente une des dernières coupes; il n'y a plus de cristallin et le canal de Schlemm est vu sous une forme très allongée. L'instrument était près de se retirer. L'angle iridien est intact, les liens sont conservés et la zone filtrante est à peine intéressée. Le couteau a détaché de la face interne du limbe un mince lambeau, encore adhérent par son extrémité supérieure voisine du point occupé par le sinus scléral.

En somme, le couteau entré dans la chambre antérieure fixe sa pointe dans la sclérotique au lieu de contre-ponction ; en tournant plus il enfonce son tranchant et le dirige parallèlement à la direction

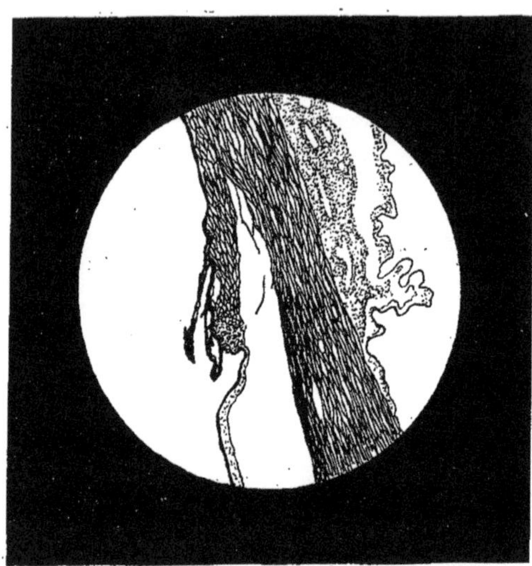

Fig. 16 (Gross. 20 Diam)

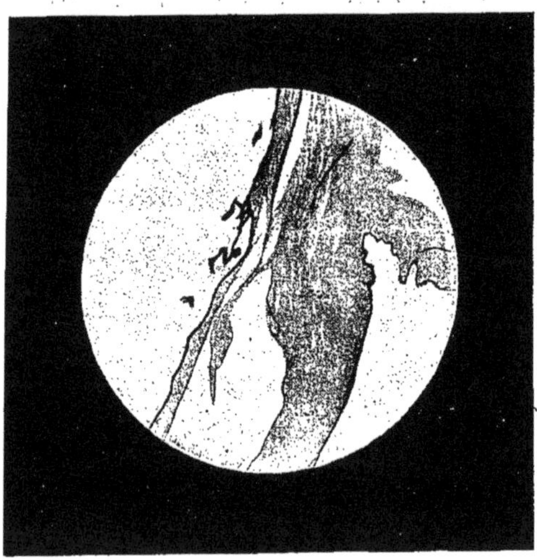

Fig. 17 (Gross. 20 Diam.)

des fibres sclérales ; peu à peu il s'approche du corps ciliaire et arrivé dans la zone supérieure de la chambre antérieure, il coupe le tendon du muscle de Brücke et détache les procès ciliaires ; en se retirant il revient vers la cornée. L'instrument pique d'abord le limbe puis coupe et débride l'angle iridien ; son action porte surtout dans la partie supérieure du cercle iridien.

Remarque sur le débridement avec le couteau de Graefe. — Avant d'opérer les yeux qui font le sujet de ces quatre dernières opérations, nous devons avouer que nous avons fait des essais nombreux sur des animaux et sur des globes oculaires d'enfants. Il n'est pas aisé de manœuvrer dans la chambre antérieure avec le couteau de Graefe, dont le tranchant tend d'un coté à agrandir la plaie, de l'autre à enlever des morceaux de la membrane iridienne si la chambre se vide trop vite de l'humeur aqueuse, dont la pointe menace d'arracher les procès ciliaires. Si nous avons obtenu des résultats satisfaisants, c'est que nous nous sommes exercés longtemps à conduire l'instrument le long de l'arc iridien à inciser, de telle manière que toutes les conditions que nous venons d'énoncer soient remplies. A tout prix, il faut éviter la sortie du liquide tant qu'on n'a pas commencé l'incision ; le tranchant pourra alors tourner dans l'humeur aqueuse, sans risquer de blesser l'iris. En exécutant le mouvement tournant, il faut très légèrement tourner le tranchant en avant, afin que la pointe ne s'enfonce dans les procès ciliaires et travaille sur le sommet de l'angle. Cette rotation doit être à peine perceptible ; à partir de ce moment, le couteau doit s'avancer plus rapidement; car la lame, en tournant élargit la plaie et laisse écouler l'humeur aqueuse.

Si cette insensible rotation sur l'axe n'est exécutée, on risque d'arracher et de ramener avec la pointe tout un large lambeau d'iris.

Cette manœuvre ne laisse sortir que très peu de liquide. C'est en prenant de telles précautions, que nous sommes arrivés à n'atteindre avec la pointe que la région de l'angle.

Les résultats anatomiques obtenus avec le couteau de De Graefe sont identiques. Les lésions principales ne portent que sur le canal de Schlemm et sur la voûte de la chambre antérieure. Dans presque toutes les coupes et surtout dans celles qui intéressent le milieu de la ligne d'incision, le tendon ciliaire est coupé, le tissu de filtration traversé. Ce qu'on peut aussi remarquer, c'est l'importance de l'incision, dont le fond en certains points touche la conjonctive.

CHAPITRE II

Conclusions anatomiques.

Effets généraux.

D'abord, il est maintenant bien établi que, dans la chambre antérieure des yeux humains, le retrait circulaire ne contient pas un tissu spongieux organisé comme celui du bœuf tel que nous l'avons vu dans les belles préparations de M. Rochon-Duvigneaud.

Si nous insistons tant sur le contenu de l'angle iridien, c'est que, parmi nos maîtres, ce sont les plus estimés qui, pour expliquer le mécanisme de la sclérotomie, désignent le ligament pectiné comme étant le lien que le couteau débride et dont les lésions sont la garanties du succès; c'est qu'aussi le Dr Taylor, dont les expériences n'ont porté que sur des yeux de chien, place dans l'ouverture des espaces de Fontana la raison des modifications favorables apportées par l'opération de son maître.

Or, nous le répétons, que l'on consulte les figures (fig. 4, 5, 7) où la pointe n'a pas intéressé le tissu de la voûte, on ne trouve ni fibres ni mailles dans l'espace de l'angle.

Le système de Hueck et ses lacunes ou canaux de Fontana, n'existe que chez les animaux et chez l'embryon. Toutes nos coupes portent sur des yeux d'enfant ; si l'on devait trouver un appareil analogue, ce devrait être plutôt dans ceux-là : or, nous n'en avons relevé aucun vestige dans les préparations examinées : l'intérieur de l'angle est presque toujours libre de liens et vide de fibres.

Nous répétons aussi que l'angle est un lieu bien déterminé, à limites précises. En haut, le tendon ciliaire le sépare de l'espace supra-choroïdien ; en avant, la paroi, descendant du sommet, s'arrête à la naissance de la membrane de Descemet et contient, d'arrière en avant, le tissu de filtration scléro-cornéen, le canal de Schlemm et la seule partie du tissu fibreux du limbe, dont les mailles contiennent des veines ; en arrière, la paroi postérieure, née du muscle ciliaire, finit à l'origine de l'iris : elle ne contient que le corps ciliaire.

Ces dispositions étant rappelées, il convient de voir, avant d'arriver à l'action du débridement, s'il est possible, à l'exemple de Heiberg de Christiania (voir page 29), de limiter, à pointe cachée, les lésions sur tels faisceaux circulaires ou longitudinaux du muscle de Brücke.

Avec un grossissement de 20 diamètres, le muscle accommodateur apparaît sous la forme d'une mince bandelette (fig. 15) couchée à la surface des procès ciliaires : On n'y peut distinguer la nature des fibres ni le siège précis des faisceaux. Il est donc impossible d'admettre qu'un chirurgien, quelle que soit son habileté et quelle que soit la finesse de l'aiguille employée, puisse atteindre les fibres désignées sans sectionner celles d'action opposée et même sans léser des parties voisines dont l'attrition peut causer de sérieux accidents.

Cette parenthèse fermée, où porte le débridement que l'on opère avec l'aiguille de de Vincentiis ou avec le couteau de De Graefe ?

L'instrument, quel qu'il soit, se dirige toujours vers le point d'insertion du muscle ciliaire sur le limbe ; il tend constamment à fendre la paroi antérieure de l'angle, à ouvrir les sinus veineux et lymphatiques, à sectionner le muscle ciliaire et à ouvrir l'espace supra-choroïdien.

Vu la contiguïté des parties intéressées, la pointe obtient, le plus souvent, tous ces résultats du même coup.

Si elle entre dans le limbe, au voisinage du tendon, sans désinsérer le muscle (voir fig. 13), la pression de la lame sur des tissus de structure si fragile, suffit, par propagation, à amener la rupture de ce que le tranchant n'a pas coupé.

Si elle se porte exactement au sommet de la voûte (voir fig. 16), elle pénètre sans effort dans le tissu de séparation du muscle et de la sclérotique et dans la lamina fusca; là encore, il est bien rare que la section du tendon ne fasse céder la paroi du canal de Schlemm sur lequel le muscle s'insère. Ainsi, que le tranchant attaque le tissu de filtration scléro-cornéen ou les faisceaux du muscle, l'arrachement complète généralement les effets de l'incision.

L'opération débride le système lymphatique et veineux du limbe et ouvre l'espace séreux sous-choroïdien.

Telles sont les lésions que les instruments des différents modèles tendent à déterminer durant leur trajet. Ce ne sont pas toujours celles qu'ils obtiennent. Dans les préparations, on peut dire que la pointe a blessé tous les points de l'espace allant du muscle de Brücke à la cornée, tant en avant qu'en arrière; il est intéressant de signaler la grande variété de tous ces désordres.

C'est en effet, toujours sur l'angle iridien, qu'ont été soulevées les discussions prétendant expliquer le mécanisme des opérations proposées contre le glaucome. L'oculiste s'est attaqué, tantôt à l'iris, (De Graefe), tantôt au muscle (Hancock), tantôt à la sclérotique (de Wecker); on a proposé des procédés mixtes intéressant à la fois la coque fibreuse et la membrane vasculaire.

Dans le débridement de l'angle iridien, sans ouvrir largement la chambre antérieure et, conséquemment, sans craindre un prolapsus de l'iris, on peut espérer, en donnant une direction convenable au couteau ou à l'aiguille, intervenir particulièrement sur la sclérotique ou sur les procès ciliaires.

Beaucoup de procédés se disputent la place d'honneur ; il est peu probable que l'un d'eux obtienne définitivement la suprématie. L'opération qui donne les meilleurs résultats cliniques, l'iridectomie, ne convient pas à tous les cas ; elle est inutile et même préjudiciable dans certaines formes du glaucome.

En effet, les diverses formes de la maladie ne sont pas marquées par des lésions identiques. Ici la base de l'iris est accolée, sur une grande largeur, au limbe ; comment espérer introduire sûrement la pointe d'une lame entre les deux enveloppes jusqu'au fond du cul-de-sac circulaire? Là, l'espace de l'angle iridien, quoique obstrué, reste distendu par l'excès de liquide contenu dans la chambre antérieure.

Autant de formes cliniques, autant de lésions différentes et autant d'interventions particulières.

Le débridement de l'angle iridien semble rendre de réels services dans le glaucome irritatif chronique, et surtout dans l'hydrophthalmie, c'est du moins l'opinion de nos maîtres.

Effets aux différents points du trajet.

La pointe de l'instrument, dans l'opération classique, parcourt un demi-cercle. Il est à prévoir qu'elle n'agit pas d'une manière égale sur tous les points de sa course. La lame entrée dans la chambre antérieure, touche la cornée ou pique l'iris ; finalement elle se fixe dans le limbe. Rarement elle arrive de suite sur le tissu de filtration. C'est seulement lorsqu'elle a pris possession de son terrain, qu'assurée, elle aborde le fond du sinus. Au début elle coupe le tissu scléro-cornéen, plus près de la cornée que des procès ciliaires (fig. 7) ce n'est que dans le milieu de son trajet, aux pôles supérieur ou inférieur de la chambre antérieure, qu'elle ouvre les sinus veineux et l'espace supra-choroïdien (fig. 8) ; en se retirant, l'instrument abandonne encore les liens du tendon ciliaire pour revenir doucement vers la limite transparente (fig. 17).

On voit de plus que, pour éviter d'agrandir la plaie de pénétration, le débridement cesse dans la portion du limbe voisine du point de ponction.

Il résulte que la zone où l'instrument agit efficacement est bien courte ; elle correspond à la partie moyenne du demi-cercle incisé et comprend à peine le quart du cercle total du limbe.

Effets particuliers du couteau et des aiguilles. (Sclérotomie interne et opération de de Vincentiis).

Le couteau de De Graefe, bien manié, fait de bonnes incisions; il n'en présente pas moins l'inconvénient, tout étroit et usé qu'il puisse être, d'être trop large, et de couper sur toute sa longueur. Ces inconvénients expliquent l'analogie de ses résultats anatomiques. On ne peut trop le tourner sur l'axe, sans craindre de voir toute l'humeur aqueuse s'écouler. La lame restant presque toujours appliquée et glissant sur la surface de l'iris, l'incision porte au fond et en avant de l'angle. De fait l'examen de toutes les préparations montre que la pointe pénètre presque toujours au voisinage du tendon ciliaire, tantôt dans le limbe au niveau du canal de Schlemm, tantôt directement dans la lamina fusca. Le couteau de De Graefe débride l'angle iridien en sectionnant le muscle; il s'enfonce toujours profondément et si l'on ne prend garde perce l'enveloppe fibreuse.

L'aiguille est plus facile à conduire lorsqu'on ne veut perdre aucune goutte d'humeur aqueuse au cours de l'opération.

L'instrument du docteur de Vincentiis, par la forme de son extrémité coupante, par le fil convexe de la petite faux, produit des incisions franches, limitées; la brèche est une ligne, sans lèvres déchiquetées, et le coup porté ne retentit même pas sur les tissus les plus proches. Les fibres sclérales ne sont pas dissociées. Sur six yeux opérés, une seule fois (fig. 6), le tendon ciliaire a été trouvé désinséré. La plupart du temps, que l'on dirige le tranchant légèrement en avant vers la sclérotique, comme l'indique le professeur de Naples, ou qu'on le tourne un peu plus en arrière, vers le sommet de l'angle, il se fait une ouverture dans le limbe, tantôt en pleine membrane de Descemet (fig. 5), au-dessous des limites du véritable angle iridien, tantôt au niveau du tissu scléral. La raie d'incision de l'opération de Vincentiis est toujours au-dessous de la ligne de débridement faite avec le couteau de De Graefe. De ce fait, la controverse soulevée par le maître italien à l'Académie de Venise, semble être résolue; la forme des instruments employés aurait pu faire prévoir les résultats obtenus.

Par une ironie singulière, l'aiguille de de Vincentiis exécute plutôt une sclérotomie interne alors que le professeur de Naples intitule son opération « Incision de l'angle iridien » et le couteau de De Graefe opère un débridement de l'angle iridien (si du moins l'on entend ce mot dans son véritable sens, c'est-à-dire, destruction des liens qui unissent ses parois), alors que le docteur de Wecker désigne cette opération sous le nom de « sclérotomie interne ».

Ici, c'est le tendon du muscle ciliaire qui suspend les procès à la face profonde de l'enveloppe fibreuse ; le couteau de De Graefe fait une ténotomie du muscle ciliaire.

Enfin, l'aiguille du docteur Valude agit par la pointe ; elle détruit les tissus en dilacérant, en arrachant leurs fibres ; ses coups portent sur toute la surface intérieure de l'angle ; elle déchire le tissu de filtration scléro-cornéen, rompt les attaches du muscle, ouvre les vaisseaux du corps ciliaire (fig. 12), pique et entraîne la base de l'iris.

Avec l'aiguille du docteur Valude, on exécute un véritable délabrement de tous les tissus constituant l'angle iridien.

CHAPITRE III

Conséquences mécaniques du débridement de l'angle iridien.

Ce fut malheureusement l'objet des dernières recherches de M. Taylor qui mourut à Venise en août 1895. Après s'être rendu compte des lésions produites par le débridement dans l'angle iridien des yeux de chien, le distingué élève du docteur de Vincentiis, voulut s'assurer jusqu'à quel point l'ouverture des sinus lymphatiques et veineux du limbe pouvait accroître l'excrétion. Dans ce but, il pratiqua l'opération sur un œil de chien, et injecta dans la chambre antérieure des deux yeux la même quantité d'une solution de fluorescine. La résorption de la matière colorée, se fit moins rapidement dans l'œil sain. Le pouvoir excrétoire augmentait donc après l'incision profonde du limbe. En était-il de même de la secrétion ? Taylor eut le temps de mener à bien cette dernière expérience. Injectant des deux côtés dans la jugulaire externe de l'animal une même quantité de solution de fluorescine, il vit la matière colorée apparaître plus tôt et mieux dans l'œil opéré que dans l'autre. L'opération du docteur Vincentiis semble donc avoir une influence marquée sur la circulation sanguine de l'œil et sur la vitesse de ses échanges. Mêmes expériences et observations ont été produites pour expliquer le mécanisme d'action de l'iridectomie. En 1880, Ulrich (1) injectant du ferrocyanure de potassium dans les vaisseaux de lapins iridectomisés, avait constaté que le courant intra-oculaire se projette avec plus de force et rencontre moins de résistance dans l'œil opéré que dans l'œil sain.

L'opération du docteur de Vincentiis, tout comme l'iridectomie facilite le passage de la lymphe à travers le globe et augmente le pouvoir d'excrétion. Mais quelles voies suivent les liquides maintenus en excès dans l'œil pour rejoindre la circulation. Dans la sclérotomie classique, on expliquait la détente par la sortie de l'humeur sous la conjonctive ; et de fait, tous les oculistes ont pu voir se développer au-dessus de la ligne d'incision, une vésicule conjonctivale aussitôt après l'opération, de même que Dianoux (2) par des massages du globe, et par la production d'un œdeme conjonctival calmait les douleurs des yeux sclérotomisés.

Sur la sclérotomie interne, M. de Wecker (3) applique encore la théorie de la cicatrice filtrante ; mais là, le liquide au lieu de transsuder au dehors tant que l'augmentation de pression persiste, s'échappe à l'intérieur même de la cicatrice dans les espaces lymphatiques et veineux du limbe. Dans sa propre opération, autant que dans l'iri-

(1) Ulrich : *Sur la nutrition de l'œil* (*Arch. de De Graefe*, 1880).
(2) De Wecker : *La sclérotomie interne* (*Annales oculistiques*, CXIV, p. 102, 1895).
(3) Idem (*Annales oculistiques*, t. CXIV, 1895, p. 99).

dectomie [1], le professeur de Vincentiis se refuse à croire au mécanisme d'une cicatrice à filtration « che né la clinica, ne la patologia sperimentale han comprovato finora », mais donne toute sa confiance à la récupération de la fonction principale de l'angle iridien « ma exclusivamente nel ricupero et nell compenso della funzione precipua del tessuto dell'angolo irideo, che e quello apunto della filtrazione oculare » [2].

Il faut avouer que finalement les deux éminents oculistes sont bien près de s'entendre ; au début M. de Wecker expliquait la détente de la sclérotomie, par une filtration des liquides au dehors, à travers une cicatrice, dont les mailles restaient distendues, tant que la pression intra-oculaire nécessitait la filtration ; et c'est pourquoi que des deux côtés du globe, il faisait de larges ouvertures. Aujourd'hui le professeur de Vincentiis donne toute l'importance au tissu de filtration ; il voit dans le glaucome, avec les auteurs nombreux qui l'ont précédé, une obstruction de l'angle iridien ; il s'empresse de débrider un arc étendu du tissu excréteur pour permettre aux liquides oculaires de reprendre leur cours normal. Dès lors, M. de Wecker néglige les sections latérales du limbe, et limite l'incision aux lames profondes de la sclérotique ; il explique la cessation de la pression intra-oculaire, par la formation au niveau de la ligne incisée de mailles conjonctives permettant le passage direct de l'humeur dans les sinus veineux. Le professeur de Vincentiis et le docteur de Wecker épousent dès lors une théorie semblable, du moment qu'ils portent leur débridement sur la même région du pourtour de la chambre antérieure.

Cette discussion close, nous avons voulu nous-mêmes nous rendre compte des voies choisies par le liquide pour sortir de la chambre antérieure ; lorsqu'une incision était faite dans la région de l'angle iridien. A cet effet, nous présentons l'examen microscopique de cinq pièces.

(1) De Vincentiis : *Sur le mécanisme d'action de l'iridectomie dans le glaucome* (*Revue générale d'ophthalmologie*, 30 nov. 1894).

(2) *Sulla cosidetta :* « Sclérotomie interne » (*Lavori della clinica oculistica di Napoli*, vol. IV, mars 1896, p. 228).

La première, sur laquelle nous fondions le plus d'espoir et qui malheureusement est dans un état de trop grande désagrégation pour donner des conclusions solides, est un œil humain, enuclé après avoir subi le débridement de l'angle iridien; les quatre autres sont des yeux de lapins (1) opérés vivants, et dans lesquels nous avons ensuite injecté une solution de bleu de Prusse pour voir le trajet suivi par les grains colorés.

Observations.

Obs. 17. — OD. M. B., 67 ans. Glaucome irritatif, le 22 décembre 1893. — Iridectomie, le 28 décembre 1893. — Récidive de la maladie en 1897. — Débridement de l'angle avec l'instrument du docteur Valude, le 28 avril 1897. Énucléation, le 20 mai 1897.

Le globe montre au niveau du point de ponction un fongus contenant du vitré et des parties de rétine et recouvert de la membrane iridienne. Cette pièce fixée immédiatement dans la liqueur de Müller, est incluse en juillet dans la paraffine et mise en coupes.

Prép. A. — Chambre antérieure effacée. Iris collé contre la face postérieure de la cornée. Grande quantité de sang dans le vitré. Décollement de la choroïde par une suffusion sanguine. Vaisseaux du corps ciliaire, de la sclérotique et de la conjonctive distendus par des globules. Dans le limbe, interstice de fibres dirigé en haut et en avant, parallèle à la direction du muscle ciliaire et rempli de sang. Cet espace semble être le lieu de l'incision. Des traînées de globules séparent la sclérotique de la face externe du muscle ciliaire et semblent unir l'épanchement sous-choroïdien et les traînées de sang de la chambre antérieure.

Prép. B. — Sang diffus dans le corps vitré. Décollement de la rétine. Epanchement dans la lamina fusca se terminant en pointe vers l'espace celluleux unissant le muscle ciliaire à la face profonde de la sclérotique. Globules dans mailles interfasciculaires du muscle. Dans chambre antérieure, un

(1) Dans les yeux des lapins, les prolongements des procès ciliaires descendent très loin à la face postérieure de l'iris, vers le trou pupillaire; chez ceux-là, exceptionnellement, on ne peut appliquer la définition normale de l'angle iridien, qui donne l'étendue des procès ciliaires, comme hauteur de la paroi postérieure de l'angle.

fin caillot sépare l'iris de la cornée; remontant vers l'angle, il s'échappe dans une fente de la sclérotique siégeant au-dessous et en avant du tendon ciliaire. Le canal de Schlemm semble être ouvert. Des globules gagnent de là à travers des interstices irréguliers de la sclérotique la face antérieure du muscle ciliaire. La conjonctive qui recouvre le limbe est imprégnée de sang.

Prép. C. D. — Mêmes remarques générales. Au voisinage de l'angle. Des globules abondants pénètrent dans une fente de la sclérotique, fente siégeant au-dessous du tendon ciliaire, et dirigée en haut et en avant. Mailles du muscle ciliaire remplies de sang.

Prép. E. — Mêmes remarques générales. Dans paroi antérieure de l'angle, large fente, dont le fond remonte en haut et en avant, dépasse l'insertion du tendon et est remplie de sang. L'entrée de cette brèche est fermée par des cellules pigmentées de l'iris, appliquées étroitement contre la face profonde de la cornée.

Prép. F. — Ici la fente de la paroi antérieure de l'angle est remplie de sang, mais elle paraît bien fermée du côté de l'angle par des fibres sclérales. Elle ne serait peut être que le canal de Schlemm extrêmement dilaté et brisé par la masse des globules et non le résultat de l'opération.

En somme, il semble exister une fente dans la paroi antérieure de l'angle, dirigée obliquement en haut et en avant et très irrégulière; l'entrée en est plus ou moins obstruée par des cellules pigmentées de l'iris. Cette fente est remplie de globules et des traînées de sang semblent indiquer qu'il y ait eu fusée de sang de la chambre antérieure dans la lamina fusca où il est formé un épais épanchement, à travers les espaces du muscle ciliaire; les vaisseaux du limbe sont engorgés. L'excès des liquides a pu passer dans le sinus du limbe comme dans la lame séreuse supra-choroïdienne ; mais on ne peut rien affirmer, tant est grande la dégénérescence du globe.

Obs. 18. — OG de lapin. Débridement avec instrument de de Vincentiis, l'animal étant vivant. Injection d'une solution de bleu de Prusse par la plaie de l'opération à l'aide d'une aiguille de Pravaz, immédiatement après le débridement. L'injection colorée est laissée une demi-heure dans l'œil vivant. Enucléation et immersion dans la solution d'aldehyde formique à un dixième. *Coupes sériées.*

Prép. a. — Rien à signaler.

Prép. b. (fig. 18). — Dans la chambre antérieure, le bleu s'est fixé avec intensité sur l'iris. Dans l'angle, traînée de serum coagulé avec globules et grains bleus. Faible entaille dans le limbe. Les trabécules du ligament pectiné sont rompues et les fibres inférieures du muscle sectionnées. Le bleu n'a pas pénétré dans l'espace supra-choroïdien ; il n'a atteint que les extrémités inférieures des fibres musculaires intéressées.

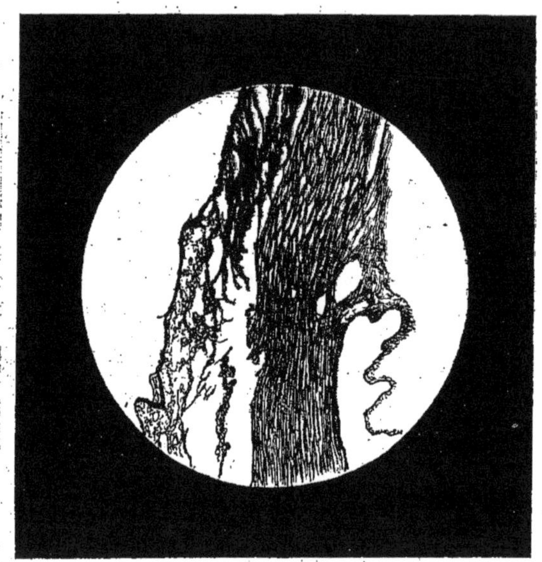

Fig. 18 (Gross. 43 Diam.)

A droite, cornée et sclérotique avec repli conjonctival. A gauche, tractus uvéal et fibres pigmentées du muscle ciliaire.

Prép. — *c.* Mêmes remarques. Incision sclérale siège immédiatement au-dessous de l'insertion du tendon ciliaire, est dirigée en haut et en avant et s'enfonce plus profondément. Particules bleues dans interstices du muscle ciliaire assez loin du sommet de l'angle, dans la lame cellulaire de séparation du muscle et de la sclérotique et jusque dans la lamina fusca.

Prép. d. e. — Pas de lésions opératoires. Le système de Hueck et le muscle ciliaire intacts ont empêché le passage du bleu de Prusse.

Prép h. i. (fig. 19). — A droite limbe, avec ouverture de vaisseaux veineux dans son épaisseur. A gauche, iris avec ses prolongements ciliaires ; en haut, mailles de l'angle remplies de la matière à injection ; en bas incision des lames profondes du pourtour de la cornée. La fente opératoire porte en pleine membrane de Descemet, qui reste soulevée à l'intérieur de la chambre. La matière bleue, se réfugie surtout dans les espaces du ligament pectiné, s'applique à la surface irienne, et pénètre moins abondamment dans le fond de l'incision. Rien n'a passé dans l'espace supra-choroïdien. Par contre, les veines intra-sclérales sont remplies de particules bleues, (elles forment taches sur la figure dans l'épaisseur de la sclérotique) ; le canal de Schlemm en contient à peine.

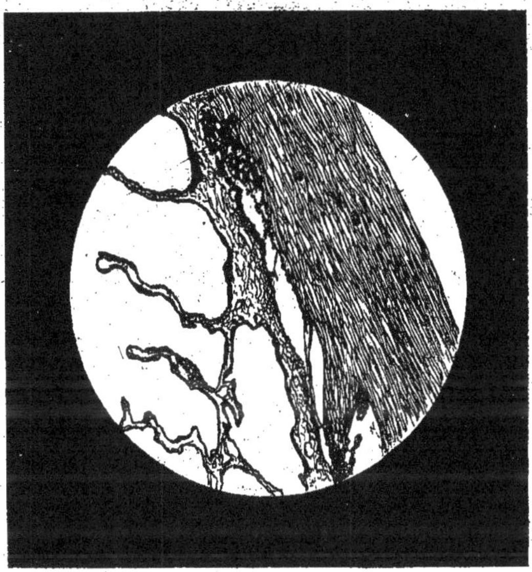

Fig. 19 (Gross. 43 Diam.)

En somme, le tranchant a fait une brèche à la face profonde du limbe, a débridé le ligament pectiné et les attaches inférieures du muscle. La masse injectée s'est infiltrée dans les faisceaux musculaires, atteignant presque l'espace supra-choroïdien ; elle s'est fixée à la surface du tractus uvéal, a rempli les mailles de l'angle, a laissé des traces dans le canal de Schlemm, et a passé dans les veines du limbe.

Obs. 19. — OD. Lapin vivant. — Débridement avec instrument du docteur Valude. — L'injection de bleu de Prusse est laissée deux heures dix minutes avant l'énucléation. *Coupes sériées.*

Prép. a. b. — Aucune trace de l'incision.

Prép. c. — Section intéressant le tiers de l'épaisseur de la sclérotique immédiatement au-dessous de l'angle. Le ligament de Hueck est respecté. La matière colorante s'est rendue dans le cul-de-sac circulaire de la chambre sans pénétrer dans les espaces de Fontana, ni dans l'ouverture de l'incision.

Prép. d. — L'incision est plus profonde et dirigée verticalement. Le bleu s'est fixé sur l'iris; quelques grains tapissent les lèvres de l'incision; rien n'a passé dans le tissu de Fontana.

Prép. e. — Incision plus large que profonde, siège dans la sclérotique au-dessous de la région de l'angle. La matière bleue pénètre les mailles inférieures du tissu de Fontana; elles n'ont pas passé dans la lamina fusca. Quelques granulations bleues dans l'incision et entre les fibres de la sclérotique. Les sinus veineux sont dilatés par des globules et le sang paraît contenir des particules bleues.

Prép. f. — Le couteau a éraillé toute la hauteur de la paroi interne du limbe; il a décollé la membrane de Descemet. Du sang dans la chambre antérieure. Pas de bleu au delà du muscle ciliaire. Grains bleus dans les interstices de la sclérotique et dans les mailles du corps ciliaire.

Prép. g. h. i. — Incision au-dessous de l'angle intéressant la moitié de l'épaisseur du limbe. Pas de bleu, ni dans muscle ciliaire, ni dans interstices de la sclérotique.

Prép. j. — Incision du limbe très légère; piqûre de l'iris; épanchement de globules rouges. Le bleu de l'angle ne se retrouve ni dans la sclérotique, ni dans le muscle.

En somme, l'incision a porté d'abord dans la paroi antérieure de l'angle iridien, puis au-dessous en plein membrane de Descemet. Le bleu injecté a toujours grandes affinités pour la surface iridienne, il pénètre difficilement dans les mailles du ligament pectiné, passe dans les interstices du limbe, au niveau de la brèche ou dès que la membrane de Descemet est arrachée.

Obs. 20. — OG. Lapin vivant. — Débridement avec instrument de de Vincentiis. — L'injection bleue est laissée une heure et demie dans la chambre avant l'énucléation. *Coupes sériées.*

Prép. a. — Profonde incision angulaire dans la face profonde du limbe juste au niveau du canal de Schlemm ; l'ouverture est remplie de globules de sang et de matière bleue. Le système trabéculaire de l'angle a disparu; on retrouve des granulations bleues dans l'épaisseur des fibres musculaires, qui touchent la sclérotique.

Prép. b. — Profonde et large plaie dans la paroi antérieure de l'angle; le système de Hueck est détruit; les attaches du muscle ne sont pas toutes désinsérées. Des grains de bleu de Prusse ont passé dans la lamina fusca.

Prép. c. — Beaucoup de sang dans la chambre antérieure ; mais pas de lésion apparente, ni de la sclérotique, ni de l'angle. Aucune granulation bleue dans le muscle ciliaire.

Prép. d. — Sang dans la chambre antérieure. Tissu de Hueck et tendon ciliaire détruits ; quelques fibrilles retiennent encore le corps ciliaire à la sclérotique ; des globules de sang et des granulations bleues ont passé dans les interstices du muscle et dans la sclérotique.

Prép. e. — Beaucoup de sang dans la chambre antérieure. Angle rempli de globules et de grains bleus. Muscle ciliaire coupé. Pas de bleu dans la lamina.

En somme, le couteau a porté ses effets sur la région du limbe voisine de l'angle, a détruit le ligament pectiné, a détaché le muscle ciliaire. L'injection bleue a passé dans les interstices musculaires et un peu dans la lamina fusca, excepté dans les points où le tissu de Fontana n'a pas été lésé.

Obs. 21. — OD. Lapin vivant. — Débridement avec instrument du docteur Valude. — L'injection bleue est laissée une heure dans la chambre antérieure avant l'énucléation. *Coupes sériées*

Prép. a. (fig. 20). — A gauche, tractus uvéal avec ses prolongements filiformes; à droite, limbe. L'angle est ouvert ; à peine persiste-t-il, une travée fibreuse s'étendant du corps ciliaire à la sclérotique ; la surface des procès en face le canal de Schlemm est arrachée. L'injection bleue marque ses traces, dans les mailles du corps ciliaire, se fixe sur toute la surface de l'iris, et a librement passé dans l'espace supra-choroïdien, dont on voit les faces recouvertes de grains colorés. Quelques fines granulations se décèlent à un fort grossissement sur les parois du canal de Schlemm, qui dans le dessin n'est pas ouvert.

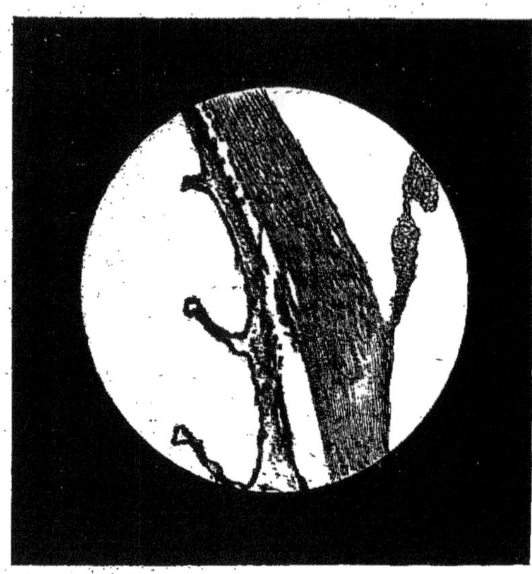

Fig. 20 (Gross. 43 Diam.)

Prép. b. — Mêmes remarques. Au niveau de l'angle, le corps ciliaire fortement infiltré de lymphe est chargé de granulations de bleu de Prusse.

Prép. c. d. — L'angle n'est pas ouvert. Pas de bleu dans la lamina fusca. Granulations bleues abondantes réfugiées entre les trabecules de l'angle et mêlées de globules de sang. Piqûre du corps ciliaire et infiltration de grains bleus dans ses mailles.

Prép. e. — Pas de lésions bien visibles ; l'angle est rempli de sang et de bleu de Prusse ; le bleu a pénétré les mailles du corps ciliaire ; quelques granulations se retrouvent dans les ouvertures vasculaires du limbe.

Prép. f. — Les deux parois de l'angle sont saccagées. En avant les faisceaux de fibres ont été dissociés et sont libres dans l'espace de l'angle ; la lésion se continue au delà du tendon ciliaire. Le corps ciliaire est déchiré. L'angle n'est pas ouvert et est rempli de lymphe, de sang et de bleu de Prusse. Des granulations bleues ont passé dans les mailles du corps ciliaire.

En somme, l'instrument a parfaitement fait son œuvre; il a exécuté un débridement complet de l'angle, en coupant le ligament pectiné, en ouvrant l'espace supra-choroïdien, en déchirant le tissu scléral voisin. La matière injectée a une grande affinité pour les mailles ouvertes du corps ciliaire, a passé dans la lamina, là où le muscle est rompu, a pénétré dans les vaisseaux du limbe, là où le limbe est coupé.

CHAPITRE IV

Conclusions sur les résultats mécaniques du débridement de l'angle.

Voulant assister au mouvement suivi par les liquides pour passer de la chambre antérieure dans la circulation voisine, lorsque la région de l'angle a été débridée, nous étions obligés d'opérer des yeux vivants et conséquemment, de nous servir des animaux. On peut nous faire le reproche que nous adressions à M. Taylor, d'avoir porté nos expériences sur des yeux, où l'angle est rempli des trabécules du système de Hueck.

A cela, nous répondrons que les lésions anatomiques une fois bien déterminées sur l'homme, il nous est permis d'avoir recours aux yeux de quadrupèdes pour essayer de constater les voies d'excrétion de l'humeur aqueuse en excès. Nous nous sommes efforcé de nous placer dans les meilleures conditions, en injectant doucement à travers la cornée un liquide coloré, dont la pénétration augmentait tant soit peu la pression. Il est évident que nous ne prétendons pas par une expérience aussi brutale créer un état même analogue à celui du glaucome. Le débridement fait, sur le lieu même du siège de la fonction d'excrétion, nous voulions seulement voir, par quelles voies la matière injectée entrant dans l'ouverture de l'incision, passait dans la circulation générale. Nous ne savions pas combien de temps était nécessaire pour le dégagement des grains de bleu de Prusse ; aussi avons-nous laissé le liquide coloré au contact de la plaie durant un temps variable, sans cependant trop prolonger l'expérience. Il était en effet à craindre que le voisinage de corpuscules étrangers, n'irritât une membrane aussi sensible que l'iris et que, les coupes étant faites, nous soyons en présence d'un angle iridien, où les phénomènes inflammatoires couvriraient les effets mécaniques.

Avant d'interpréter nos préparations, les travaux de Leber, les observations de M. Rochon-Duvigneaud nous obligent à faire des réserves importantes. Quand on injecte des liquides colorés dans la chambre antérieure d'un œil vivant, sain et indemne de lésions opératoires, on voit passer la matière colorante dans les veines ciliaires, et sur les coupes, on peut suivre l'injection tant dans le canal de Schlemm et dans les veines sclérales, que dans les interstices des faisceaux du muscle de Brücke et même dans la lamina fusca, bien que anatomiquement le tissu scléral ne s'ouvre pas dans l'espace de l'angle et que le tendon ciliaire forme barrière au-dessous de l'espace supra-choroïdien. Nous avons constaté nous-mêmes ces faits dans les préparations de M. Rochon-Duvigneaud.

Au point vue anatomique, cependant, sauf les stomates iridiens, les canaux qui entourent l'angle iridien forment des espaces complètement clos. En ce point du globe, le réseau vasculaire est particulièment riche ; la région de l'angle forme un véritable carrefour où naissent et se croisent lymphatiques et veines. Dans le corps ciliaire et la base de l'iris, les veines acquièrent chez le lapin un tel volume qu'elles comprennent toute l'épaisseur du tractus uvéal ; en haut et en avant le plexus est étroit, il se déverse dans les ciliaires antérieures, qui forment une couronne de vaisseaux à la surface extérieure de notre région. Le sinus scléral touche le système scléro-cornéen, et la séreuse supra-choroïdienne aborde la surface du muscle ciliaire. Ce sont autant de voies que peuvent choisir les liquides de la chambre antérieure pour rejoindre le cours de la circulation générale.

Sur nos préparations de globes oculaires de lapins, dans tous les points où l'aiguille n'a porté aucune lésion sur les réseaux du limbe, ou sur le muscle, la solution bleue est restée dans la chambre antérieure, a adhéré à la surface iridienne, a rempli les mailles du cul-de-sac, mais n'a pas passé dans les veines intra-sclérales, ni dans la séreuse supra-choroïdienne. Au contraire, lorsqu'une brèche a entamé le canal de Schlemm ou le plexus du limbe, les granulations ont rempli les ouvertures des vaisseaux veineux ; lorsque la section a brisé les attaches du muscle, le bleu de Prusse a pénétré abondamment dans la lamina fusca. Enfin, nous avons toujours remarqué, une grande affinité des particules de l'injection pour la surface de l'iris, surtout vers le corps ciliaire, et une pénétration immédiate dès que l'epitheliale avait été arraché par l'opération.

Les dispositions de l'œil glaucomateux sont trop bouleversées par l'hémorrhagie, pour que nous puissions en tirer bénéfice. Nous dirons seulement que les veines du corps ciliaire et du limbe étaient dilatées par les globules, et que des traînées de sang reliaient à travers le muscle ciliaire, l'hémorrhagie de la chambre antérieure et l'épanchement de sang de l'espace sous-choroïdien.

En somme, d'après nos expériences, il nous semble qu'après le débridement, les liquides oculaires en excès se servent pour sortir des voies qui leur sont ouvertes, veines sclérales lorsque le limbe est intéressé, lamina fusca lorsque le muscle est désinséré, des lacunes de procès ciliaires lorsque le pourtour de l'iris est entamé.

La voie qu'ouvre le plus largement le débridement de l'angle est certainement l'espace supra-choroïdien. Qu'on nous permette à ce sujet de faire un rapprochement et de rappeler qu'on explique le glaucome postérieur, par un arrêt de la filtration péripapillaire. La grande séreuse choroïdienne communique directement avec les veines du nerf optique. Or la théorie de Stilling (1) place l'origine du glaucome chronique simple dans une entrave de l'excrétion postérieure, et c'est justement dans le glaucome chronique simple que les ophthalmologistes italiens recommandent leur méthode.

(1) Stilling : *Zur Théorie des Glaucoms* (*Arch. für Augen und Ohrenheilkunde*, t. I, p. 219.

RÉSUMÉ

1° La méthode du docteur de Vincentiis et la sclérotomie interne du docteur de Wecker sont une seule et même opération, qu'on peut désigner sous le nom de débridement de l'angle iridien.

2° L'opération présente une grande innocuité; la plaie du limbe est insignifiante; le champ d'action est très étendu; dans le glaucome, après le débridement, l'œil perd lentement sa tension et les parties du globe reprennent insensiblement leur place ; le prolapsus et l'enclavement iridiens sont rares.. L'avantage revient aux aiguilles spéciales dans les chambres antérieures étroites.

3° Les essais cliniques font du débridement de l'angle une intervention utile dans le glaucome prodromique, dans certaines formes chroniques du glaucome et une opération de choix dans l'hydrophtalme.

4° Les résultats anatomiques rencontrés le plus fréquemment sont une lésion du canal de Schlemm et des veines intra-sclérales et l'ouverture de la séreuse supra-choroïdienne, par tenotomie du muscle ciliaire.

5° L'instrument ne débride pas sur toute la longueur du limbe qu'il parcourt; c'est à peine s'il sectionne le sommet de l'angle iridien sur la moitié de l'incision exécutée.

6° Le couteau de Graefe, difficile à manier à cause de son tranchant, fait des sections profondes ; il coupe le muscle accommodateur et penètre dans l'espace supra-choroïdien. L'aiguille du docteur de Vincentiis fait des incisions franches et limitées ; conduite comme l'indique le docteur Taylor, elle porte sur le tissu scléro-cornéen. L'aiguille du docteur Valude travaille par la pointe, déchire pour débrider et intéresse le fond et les parois de l'angle.

7° Après le débridement, les injections passent plus facilement dans la lame séreuse supra-choroïdienne, se fixe dans les tissus du corps ciliaire et gagne les vaisseaux de l'épisclère.

Paris. — Imprimerie E. Bernard et Cie, 23, rue des Grands-Augustins.

www.ingramcontent.com/pod-product-compliance
Ingram Content Group UK Ltd.
Pitfield, Milton Keynes, MK11 3LW, UK
UKHW020256220726
13923UKWH00002B/946